《家庭医生》医学科普系列丛书

妇科恶性肿瘤看名医

广东省医学会、《中国家庭医生》杂志社
组织编写

主　编：李小毛
副主编：杨越波　王彤彤

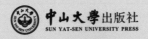
中山大学出版社
SUN YAT-SEN UNIVERSITY PRESS

·广州·

版权所有 翻印必究

图书在版编目（CIP）数据

妇科恶性肿瘤看名医 / 李小毛主编；杨越波，王彤彤副主编. —广州：中山大学出版社，2016.10

（家庭医生医学科普系列丛书）

ISBN 978-7-306-05817-1

Ⅰ. ①妇… Ⅱ. ①李… ②杨… ③王… Ⅲ. ①妇科病—肿瘤—防治 Ⅳ. ① R737.3

中国版本图书馆 CIP 数据核字（2016）第 210854 号

FUKE EXING ZHONGLIU KAN MINGYI

出 版 人：	徐 劲
责任编辑：	周 玢
封面摄影：	肖艳辉
特邀编辑：	姚文怡
封面设计：	陈 媛
装帧设计：	陈 婷、陈 媛
责任校对：	王 琦
出版发行：	中山大学出版社
电　　话：	编辑部 020 - 84110283，84111996，84111997，84113349
	发行部 020 - 84111998，84111981，84111160
地　　址：	广州市新港西路 135 号
邮　　编：	510275　　传真：020 - 84036565
网　　址：	http://www.zsup.com.cn　E-mail: zdcbs@mail.sysu.edu.cn
印 刷 者：	佛山市浩文彩色印刷有限公司
规　　格：	170mm×210mm　1/24　7.5 印张　150 千字
版次印次：	2016 年 10 月第 1 版　2016 年 10 月第 1 次印刷
印　　数：	1~5000 册　　　　定　价：28.00 元

如发现本书因印装质量影响阅读，请与出版社发行部联系调换

家庭医生医学科普系列丛书编委会

主任：

姚志彬

编委（按姓氏笔画排序）：

马 骏	王省良	王深明	邓伟民	田军章	兰 平	朱 宏
朱家勇	伍 卫	庄 建	刘 坚	刘世明	苏焕群	李文源
李国营	吴书林	何建行	余艳红	邹 旭	汪建平	沈慧勇
宋儒亮	张国君	陈 德	陈规划	陈旻湖	陈荣昌	陈敏生
罗乐宣	金大地	郑衍平	赵 斌	侯金林	夏慧敏	黄 力
曹 杰	梁长虹	曾其毅	曾益新	谢灿茂	管向东	

序

姚志彬 | 广东省政协副主席
广东省医学会会长

健康是人生的最根本大事。

没有健康就没有小康,健康中国,已经成为国家战略。

2015年李克强总理的政府工作报告和党的十八届五中全会都对健康中国建设进行了部署和强调。

随着近年工业化、城镇化和人口老龄化进程加快,健康成为人们最关注的问题之一,而慢性病成为人民健康的头号"公敌",越来越多的人受其困扰。

国家卫生和计划生育委员会披露:目前中国已确诊的慢性病患者近3亿人。这就意味着,在拥有超过13亿人口的中国,几乎家家有慢性病患者。如此庞大的群体,如此难题,是医疗机构不能承受之重。

慢性病,一般起病隐匿,积累成疾,一旦罹患,病情迁延不愈。应对慢性病,除求医问药外,更需要患者从日常膳食、运动方式入手,坚持规范治疗、自我监测、身心调理。这在客观上需要患者及其家属、需要全社会更多地了解慢性病,掌握相关知识,树立科学态度,配合医生治疗,自救与他救相结合。

然而,真实的情况并不乐观。2013年中国居民健康素养调查结果显示,我国居民的健康素养总体水平远低于发达国家，尤其缺乏慢性病的防治知识。因此，加强慢性病防治知识的普及工作，刻不容缓。

与此同时，随着互联网、微信、微博等传播方式的增加，健康舆论市场沸沸扬扬、泥沙俱下，充斥着大量似是而非的医学信息，伪科普、伪养生大行其道。人们亟待权威的声音，拨乱反正，澄讹传之误，解健康之惑，祛疾患之忧。

因此，家庭医生医学科普系列丛书应时而出。

该丛书由广东省医学会与《中国家庭医生》杂志社组织编写。内容涵盖人们普遍关注的诸多慢性病病种，一病一册，图文并茂，通俗易懂，有的放矢，未病先防，已病防变，愈后防复发。

本系列丛书，每一册的主编皆为岭南名医，都是在其各自领域临床一线专研精深、经验丰富的知名教授。他们中，有中华医学会专科分会主任委员，有国家重点学科学术带头人，有中央保健专家。名医讲病，倾其多年经验，诊治心要尤为难得，读其书如同延请名医得其指点。名医一号难求，该丛书的编写，补此缺憾，以惠及更多病患。

广东省医学会汇集了一大批知名专家教授。《中国家庭医生》杂志社在医学科普领域成就斐然，月发行量连续30年过百万册，在全国健康类媒体中首屈一指，获得包括国家期刊奖、新中国60年有影响力的期刊奖、中国出版政府奖等众多国家级大奖。

名医名刊联手，致力于大众健康事业，幸甚！

2016年4月

前 言

李小毛 | 中山大学附属第三医院妇产科主任兼妇科主任，教授，主任医师，博士研究生导师，妇产科学术带头人
全国继续医学教育委员会妇产科组长
广东省妇幼安康工程子宫内膜癌防治项目负责人

曾有言"妇女能顶半边天"，事实上，如今的女性，所顶起的已经远超过"半边天"，无论是在家庭生活中还是在工作中，女性都扮演着重要的角色。所以，其身上的压力可想而知。另外，女性有着特殊的生理结构，从某种角度来说，女性的身体是柔弱的。

压力和女性特殊的生理结构，这两者使得女性在一些情况下，很容易受到疾病的困扰。

在女性易患的各种疾病中，妇科恶性肿瘤的危害极大，严重影响女性身心健康和威胁女性生命安全。近年来，妇科恶性肿瘤的发病率逐年升高，并且有着患者逐渐年轻化的趋势。

笔者在多年的临床医疗工作中，遇见许多妇科恶性肿瘤患者，由于缺乏防癌知识，没能早期就医，而错失了最佳治疗时机，故深感医护人员除了应不断提高驾驭肿瘤防治的技术水平外，更应积极宣传和普及肿瘤预防、诊断与治疗的基本知识，以提高大众防治妇科恶性肿瘤的意识。受到传统观念的影响，仍有女性对妇科疾病羞于启齿，讳莫如深，而有些妇女对癌症则存在恐惧心理。

实际上，随着科学的发展和医疗水平的进步，如今已不再是"谈癌色变"的时代了，比如妇科恶性肿瘤中目前发病率最高的两大疾病——子宫颈癌和子宫内膜癌，如果能早发现、早诊断，都可以获得不错的治疗效果，卵巢癌也是同样道理。

因此，医生、护士、患者、家属应该携起手来共同战胜疾病，保护女性的身体健康！

本书采取图文结合的形式，讲述子宫颈癌、子宫内膜癌、卵巢癌这三种目前发病率最高的妇科恶性肿瘤，介绍其诊断、治疗、护理及生活保健常识。力求通俗易懂，深入浅出，语言简明，并具有科学性和实用性，可使读者从中获得启迪，了解如何早期发现、预防妇科恶性肿瘤，患了妇科恶性肿瘤该选取怎样的治疗方法，家属该如何护理患者等问题。另外，本书还介绍了妇科恶性肿瘤诊断治疗的一些新进展。

同时，考虑到就医难的现状，本书还设置了"聪明就医"章节，推荐了广东省内擅长诊治妇科恶性肿瘤的医生，并介绍了具体的就医途径与方法。

愿本书能够普及妇科恶性肿瘤的基础知识，让大家对妇科恶性肿瘤多一点防范意识；愿本书能带给正走在漫漫就医路上的患者、家属一些正确的指引，让患者早日获得正确、合理的治疗并康复。

笔者长期从事医疗与学术工作，本书是在科普方面的尝试，其中难免存在不足之处，望各位同道及广大读者不吝指正。

2016 年 10 月

目录 CONTENTS

名医访谈　爱是一切的答案　/1

基础篇　慧眼识病

PART 1　女性生理结构和妇科恶性肿瘤　/2

子宫和卵巢的真实模样　/2
月经这样来来往往　/4
这些地方最容易长妇科肿瘤　/6

PART 2　怎么就患上了妇科恶性肿瘤　/8

宫颈癌，感染所致的癌症　/8
保护自己，预防宫颈癌　/11
和激素密切相关的子宫内膜癌　/12
卵巢癌和排卵有关　/14

PART 3　妇科恶性肿瘤，如何早发现　/15

妇科恶性肿瘤发出的危险信号　/15
宫颈癌可能出现的症状　/17
宫颈癌筛查，从21岁开始　/18
子宫内膜癌可能出现的症状　/19

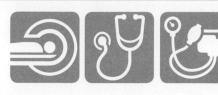

目录 CONTENTS

卵巢癌可能出现的症状 /20

PART 4 微观世界里的妇科恶性肿瘤 **/21**

宫颈癌,最"善良"的类型最常见 /21
子宫内膜癌的多种形态 /22

✉ **经典答疑** **/23**

什么是宫颈鳞状上皮化生? / 23
高分化、低分化,是什么意思? /24
什么是卵巢交界性肿瘤? /24

诊断篇 精准判断病情

PART 1 诊断妇科恶性肿瘤,常用这些检查 **/26**

请诚实回答医生的提问 /26
妇科检查,轻松面对 /28
被误解的妇科检查 /30
病原学检查:找到感染源 /31

细胞学检查：帮助诊断宫颈癌、子宫内膜癌　/ 32

　　活检：可确诊疾病　/ 33

　　神奇的"小镜子"：阴道镜、宫腔镜　/ 36

　　影像学检查：让图像来帮助诊断　/ 38

　　抽血，查肿瘤标志物　/ 42

　　一种新技术：循环肿瘤细胞（CTC）检测　/ 43

PART 2　宫颈癌的检查结果解读及分期　**/ 45**

　　宫颈癌的检查、诊断流程　/ 45

　　读懂宫颈癌的检查结果　/ 46

　　宫颈癌的分期　/ 51

PART 3　子宫内膜癌的检查结果解读及分期　**/ 54**

　　子宫内膜癌的检查、诊断流程　/ 54

　　读懂子宫内膜癌的检查结果　/ 55

　　子宫内膜癌的分期　/ 58

PART 4　卵巢癌的检查结果解读及分期　**/ 62**

　　卵巢癌的检查、诊断流程　/ 62

　　卵巢癌的分期　/ 63

目录 CONTENTS

📧 经典答疑 /67

子宫内膜癌诊刮术,会对子宫造成伤害吗? /67
子宫内膜增生过长,需要治疗吗? /67
查出CIN Ⅰ怎么办? /68
查出CIN Ⅱ怎么办? /69
治疗CIN,该选哪把刀? /69
初步诊断为卵巢癌,为什么还要做很多检查? /70

治疗篇 该出手时就出手

PART 1 住院治疗,患者和家属要知道的那些事 /72

住院前,必要的物质准备 /72
这一次住院,要住多久 /74
住院中,让自己保持轻松、愉快 /74
小物件,陪伴住院的时光 /75

PART 2 患者可能遇到的治疗方法 /76

综合考虑,才能选择正确的治疗方法 /76
妇科恶性肿瘤,治疗常用这些方法 /77

PART 3　配合医生，让手术更完美　/ 80
　　　做手术，可能出现的问题　/ 80
　　　手术前日，这些准备工作需要患者配合　/ 82
　　　手术之后，这些护理过程需要家属参与　/ 84

PART 4　身体能不能承受放疗、化疗之痛　/86
　　　放疗的副作用因人而异　/ 86
　　　药物种类和个体差异不同，化疗副作用不同　/ 90
　　　化疗常见副作用的解决对策　/ 93

PART 5　当妇科恶性肿瘤遇上中医　/ 94
　　　哪些问题，中医能解　/ 94

PART 6　宫颈癌不同时期的治疗方法　/ 97
　　　0期~Ⅱb期，主要采取手术治疗　/ 97
　　　Ⅱb期~Ⅳb期，放疗是根治方法　/ 100

PART 7　子宫内膜癌不同时期的治疗方法　/101
　　　Ⅰ期，以手术治疗为主　/ 101
　　　Ⅱ~Ⅲ期，需同时接受手术和放疗、化疗　/ 102

目录 CONTENTS

Ⅳ期，可以尝试化疗、放疗 /102

PART 8 卵巢癌不同时期的治疗方法 /104

Ⅰa期、Ⅰb期，手术可治愈 /104
Ⅰc期、Ⅱ期，要加上化疗 /105
Ⅲ~Ⅳ期，可以尝试化疗 /105

PART 9 妇科恶性肿瘤的"生"机 /106

能不能生育，看妇科恶性肿瘤的种类和分期 /106
宫颈癌：0~Ⅰ期可保留子宫 /107
子宫内膜癌：Ⅰa期可保留子宫、卵巢 /108
卵巢癌：Ⅰa期可保留子宫、健侧卵巢 /109

经典答疑 /110

医生推荐我接受药物临床试验，应该同意吗？ /110
体腔热灌注化疗是怎么回事？ /111
切除子宫也可以不用剖开腹部吗？ /112
长期、反复使用同一种抗癌药物进行化疗，效果会越来越差吗？ /112

生活篇 这样做，才健康

PART 1 出院后，可能遇到的身体问题及解决对策 /114

出院后，可能遇到这些身体问题 /114

排尿障碍的解决对策 /115

三步练好盆底肌 /116

好习惯，改善排便问题 /117

这些食物，帮助缓解便秘 /118

卵巢切除后的不适，药物可改善 /120

性生活，不必太担心 /121

PART 2 定期复查，必不可少 /122

复发和转移多在三年内发生 /122

五年生存率的意义 /123

宫颈癌的复查时间及复查项目 /124

子宫内膜癌的复查时间及复查项目 /126

卵巢癌的复查时间及复查项目 /128

目录 CONTENTS

PART 3　复发、转移，也是可以治疗的　**/129**

　　这些部位容易出现复发、转移　/129

　　复发、转移时可能出现的症状　/131

　　复发时采取的治疗方法　/132

PART 4　从此开始，健康过好每一天　**/133**

　　"坏"习惯，从这一刻改掉　/133

　　注意合理膳食　/134

　　适度运动，锻炼身体　/135

　　保持平和的心态 /136

聪明就医篇　最高效看病流程

PART 1　这样就诊更高效　**/138**

　　初次就诊，如何提高效率　/138

　　如何高效挂到号　/140

　　复诊时，患者如何做好准备　/142

PART 2　广东省妇科专科及专家推介（部分）　**/144**

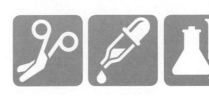

名医访谈

爱是一切的答案

采访：《中国家庭医生》杂志社
受访：李小毛（中山大学附属第三医院妇产科主任兼妇科主任，教授，主任医师，博士研究生导师，妇产科学术带头人，全国继续医学教育委员会妇产科组长，广东省妇幼安康工程子宫内膜癌防治项目负责人）

李小毛教授是中国医学界有名的"妇科圣手"，他学养深厚，备受景仰与敬重。多年来，我们常就妇产科学方面的稿件采访他。

这次，因本书的编纂，我们得以频繁接触，除却工作时的严谨与理性，我们近距离感受到了李教授日常中的另一面——情怀与大爱。

热爱生活，对一朵花微笑

清早六七点，天色微明。如果你也是位晨运爱好者，那么在公园锻炼时，很可能会碰见李教授——也许他面色红润、微微出汗，已绕着小道健走了好几圈；也许他刚刚上路，一边听着经典草原音乐，一边随意挥舞着双手……多年来，李教授一直保持着健步走的习惯。

有一次，我们问李教授，走路的时候会想些什么。李教授微微笑了一下，说什么都不去想，会让自己放空。

"放空"二字，说来容易，做来难。现代人紧张、疲惫，内心妄念纷飞，难有清净。健走之于李教授，更像是生活的禅修——迎着晨风，迈开大步,昂首挺胸,专注于呼吸,一呼一吸间,静思澄虑,身体的活动,心念的湛然。几圈下来,就能以最佳的精神状态开启一天的工作。

日常很忙碌,手术、门诊、授课、会议、带学生、科室管理等等,但行住坐卧中,李教授时常怀抱一颗柔软的心,感悟与善待身边的一花一木,一事一人。公园里的春芽萌发了,他会随手存照,赞叹时光与自然之美;艰巨的手术成功了,他与同道交流总结,疲惫中哼起快乐的小调;忙碌一天回家煮一碗鸡蛋面,听着窗外的风,他会倍感满足。

生活是平静的,生活是喜悦的,这种平静的喜悦,让他自足。

歌颂女性,怀一份爱倾听

熟识李教授后,会觉得他身上散发着"谦谦君子,温润如玉"的气息,令人倍感亲切。不少人觉得医生冷峻,手握没有温度的手术刀、单讲一些艰涩的专业术语;但李教授不一样,好几次我们采访或聊天,他都很少主动谈病,反而谈人比较多,还时常会谈及自己的家人。

有次采访,我们谈起"女性"话题,李教授抛出他的观点,"现在依然是母系社会",在他眼里,现代女性承担的责任比男性要大得多——生命的孕育,源于女性的子宫;婴儿的哺育,依赖母亲的乳房;儿女的成长,离不开母亲的陪伴……"怀孕、分娩、抚育的过程多么不易,女人撑起的,何止是半边天!哪行哪业能比一代代人的产生与塑造更重要?"说到这些时,李教授很动容,虽字句平淡,但目光深邃,让人不由想起"因为懂得,所以慈悲"。想来,李教授是很懂女性的。

可李教授说,自己并非榜样。早些年,他将120%的精力投入工作中,家里的大事小事很少过问,全靠太太一人悉心操持,也多亏了太太的理解与支持。人过中年,李教授方才有所调整。如今,不用加班的日子,能赶回家享受太太的厨艺——一碗粥、一碗面,瓜果蔬菜都是当地当季的,于他而言,便是一天中除了工作外,最怡然幸福的事;大冬天的晚上,他会给太太烧个洗脚水,暖个热水袋;难得休年假,他会和太太、女儿一同外出度假，乐享天伦。

家的温馨，给予了李教授灵魂最深处的滋养，他亦将这份爱与温暖，回馈身边人。

敬畏生命，携一颗心治病

在医院里，李教授几乎每天都安排了手术，尤其是高危、复杂病例，通常都由他主刀。由于患者被摆在第一重要的位置，所以每次约见与造访李教授，我们都尽量安排在他下班后的私人时间。

有一次我们去三院，临下班了，李教授还在诊室里给病人看病，我们便在外等候。忽闻一阵低低的啜泣，循声望去，一年轻女子独坐一隅，边暗自抹泪，边焦急地查看手机信息。出于职业习惯，我们上前问问她怎么了，女子泪崩般，说被诊断出子宫癌，在等家属过来，可是现在医院都快下班了，家属还没到……门诊结束后，李教授示意大家进去。见女子慌乱而悲伤，李教授递了几张纸巾过去："现在查出来是好事，癌症属于早期，可以手术，手术后存活率能达到90%以上，要有信心。家人来了更好，我们可以一起商讨，确定最佳治疗方案。""可他还在路上，我催了几次了。""不用急，我们等他。"……后来，女子的先生来了，李教授一边细致地解答他俩关于子宫癌的各种疑问，一边跟两人详述不同手术方案对生育生理的影响，可能出现的种种预后。等到两人终于了然、平静地走出诊室时，天色近黑。这时，李教授摘下眼镜，揉了揉眼睛，又继续和我们讨论本书样稿里的细节问题。

原本我们想采访李教授的话题还很多，比如：为什么这些年，他会将工作重心放在女性生殖系统三大恶性肿瘤的防治上？为什么面对众多病人，他都能带着一颗有热度的心，"有时去治愈、常常去帮助，总是去安慰"？为什么工作量如此饱和，他还会抽出时间，致力于编撰一本算不上大作，却能让百姓都读懂的妇科科普读物？

想来，爱是一切的答案——大医精诚，这份爱，关乎天下苍生。

慧眼识病

基础篇

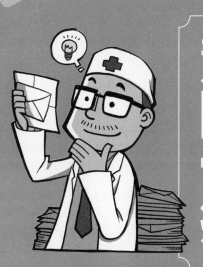

PART 1 ▶ 女性生理结构和妇科恶性肿瘤

子宫和卵巢的**真实模样**

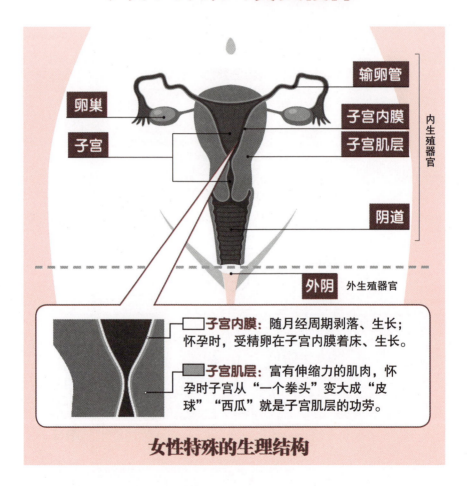

女性特殊的生理结构

女性的生殖器官分为外生殖器和内生殖器。外生殖器即外阴，是生殖器官的外露部分；内生殖器位于盆腔内，具体由阴道、子宫、输卵管、卵巢构成，担负着从受精到胎儿生长发育、分娩、分泌女性激素等重任。

内生殖器中的子宫分为负责胎儿生长发育的"子宫体部"以及通向阴道的连接处"子宫颈部"。育龄期女性子宫的大小与自己的拳头接近，长7~8厘米，宽4~5厘米，厚2~3厘米。

子宫内侧被黏膜覆盖，这黏膜被称作子宫内膜。怀孕时，受精卵在子宫内膜内着床、成长。

子宫外侧被富有伸缩性的肌肉（即子宫平滑肌）所包围。怀孕时，子宫能够自然地变大，从"一个拳头"长大成为"皮球"甚至"西瓜"，主要依靠的就是平滑肌。

子宫是生命的摇篮，是我们人类的祖屋。每一个生命的孕育，都会演绎奇迹的发生，就在一个个生命萌发之初，子宫便开启了对新生命深远的影响。

卵巢左右各有一个，育龄期女性的卵巢大小类似自己的大脚趾，长约4厘米，宽约3厘米，厚约1厘米。卵巢承担着卵子生长、成熟、排卵，以及分泌女性激素的作用。

月经这样**来来往往**

"大姨妈又来了！""大姨妈终于来了！"无论抱着怎样的态度，常常被人们称作"大姨妈"的月经就是这样，从青春期到更年期，在没有受精（怀孕）的情况下，会定期造访。

这是为什么呢？

卵巢中存在着大量的原始卵泡，由于受到垂体分泌的卵泡刺激素（FSH）的指令，在许多卵泡一起成长赛跑的路上，其中一枚原始卵泡会发育成为成熟卵细胞。

成熟卵细胞会分泌雌激素（E）。雌激素的作用有两个方向：作用于子宫内膜，促进子宫内膜增厚；向下丘脑传递信息。

下丘脑觉察到血液中雌激素浓度变高，就会向垂体发出指令，接下来垂体就会分泌黄体生成素（LH）。

如此作用下，成熟卵细胞会从卵巢中排出来，这就是排卵。

排卵后，成熟卵细胞会变成黄体，分泌孕酮（P）。子宫内膜在孕酮的作用下会变得松软，从而有利于受精卵着床。

如果没有怀孕，黄体大约14天左右会退化，并停止分泌孕酮。此时，雌激素也会降到比较低的水平。在极低的孕酮、雌激素水平下，子宫内膜无法维持现状，便迅速脱落、排出体外，这就是月经。

月经开始时，垂体再次分泌卵泡刺激素，卵泡又开始发育。

月经是这样形成的

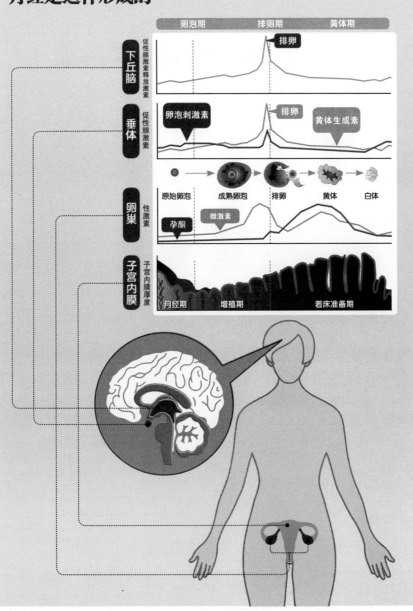

女性生理结构和妇科恶性肿瘤

基础篇 慧眼识病

这些地方**最容易长妇科肿瘤**

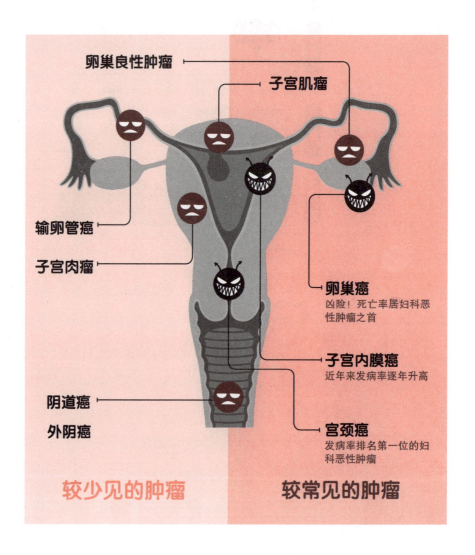

卵巢良性肿瘤

子宫肌瘤

输卵管癌

子宫肉瘤

阴道癌

外阴癌

卵巢癌
凶险！死亡率居妇科恶性肿瘤之首

子宫内膜癌
近年来发病率逐年升高

宫颈癌
发病率排名第一位的妇科恶性肿瘤

较少见的肿瘤　　　较常见的肿瘤

女性生殖系统是一个非常容易长肿瘤的地方，从暴露在体外的外阴部，至深藏在盆腔内的子宫、卵巢，都有可能长肿瘤。女性生殖系统肿瘤占全身肿瘤的 20%，其中以子宫、卵巢肿瘤为多见。

子宫从结构上，可以分为子宫体和子宫颈两个部分。生长于子宫体的肿瘤以良性的子宫肌瘤最为多见，其次是恶性的子宫内膜癌；而发生于子宫颈部位最常见的肿瘤是恶性的宫颈癌。

卵巢也是一个极易长肿瘤的器官，卵巢肿瘤类型多达百余种，其中大多数是良性肿瘤；另有一部分是恶性肿瘤，即卵巢癌；还有少部分为低度恶性，即交界性肿瘤。

本书要讲述的是女性生殖系统最常见的三大恶性肿瘤：子宫颈癌（后文都按通俗说法称之为宫颈癌）、子宫内膜癌、卵巢癌。

三者之中，最常见的是宫颈癌，它占女性生殖器官恶性肿瘤发病率的 50% 以上。但随着近年来疫苗的应用和防癌筛查的开展，宫颈癌的发病率及死亡率明显下降。

随着生活水平的提高，子宫内膜癌近年来发病率逐年升高，在一些地区已超过宫颈癌。

在女性生殖器官恶性肿瘤中，卵巢癌所占的比例虽不足 20%，但它极为凶险，其死亡率高居妇科恶性肿瘤之首。

PART 2 ▶ 怎么就患上了妇科恶性肿瘤

宫颈癌，感染所致的癌症

易导致宫颈癌的危险因素

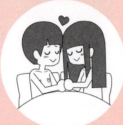

性行为混乱
（过早的性体验、性伴侣多、不洁性生活等）

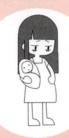

多次怀孕和生产
（大于4次）

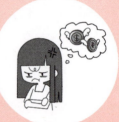

经济状况不良

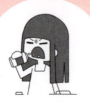

长期口服避孕药
（8年以上）

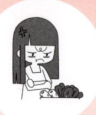

营养不良

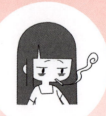

吸烟

人乳头瘤病毒（HPV）的感染与宫颈癌的发生密切相关。2008年，一位名为豪森的德国医学家明确指出，患宫颈癌的原因是由于子宫颈细胞感染了HPV。

HPV主要通过性行为传染，分娩或者洗浴时感染的机会极低。HPV非常常见，光目前发现的种类就有100多种，世界各地区的分布种类有所不同。但许多人即使感染了该病毒，也不会出现任何症状。

感染了HPV，并不等于患上了疾病。关键是感染了HPV后，癌变的概率有多大。根据病毒种类的不同，感染HPV后发生癌变的概率也有很大差异，有些是毫无风险的，有些风险就极高。

感染后，可能诱发宫颈癌的高危型病毒包括HPV16型、18型、31型、33型、45型等10余种，其中HPV16型和18型的风险极高，临床发现大约80%的宫颈癌是由HPV16型和HPV18型引起的。

但是，即使是高危型病毒，也并不意味着女性只要被感染就会发生癌变，还要考虑这种病毒感染会不会持续存在。

多数情况下，女性身体的免疫系统会在短期内自动清除进入体内的病毒，但是也有少数女性在一定的身体条件下（如性行为混乱、吸烟、多次生育、长期口服避孕药、经济状况不良、营养不良等），不能清除病毒而造成高危型HPV的持续感染，从而患上宫颈癌。

小知识

HPV的特点

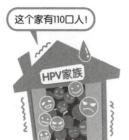

①HPV是一个有110多个成员的大家族。

②有26种会感染女性生殖道。

③其中只有10余种与宫颈癌有关,最主要的是HPV16型和HPV18型。

宫颈拒绝"高危丈夫"

现已证实,男性因素在宫颈癌的发生中占有一定比例,凡有"高危丈夫"的妇女,更容易患宫颈癌。那么,所谓"高危丈夫",是指哪些丈夫呢?

◎有多个性伴侣者:丈夫有多个性伴侣,患性传播疾病的概率升高。虽然没有确凿证据证明性传播疾病(如淋病、生殖器疱疹等)与宫颈病变有直接联系,但不可否认,它们在宫颈病变的发生、发展中起了重要作用。

◎患有阴茎癌者:阴茎癌多与男性包皮过长、包茎有关。因为包垢可能携带疱疹病毒,且包垢中的胆固醇类物质经细菌作用可转变为致癌物质。因此,包皮过长、包茎者易患阴茎癌,其妻子患宫颈癌的机会也明显增加。

◎前妻患宫颈癌者:丈夫的前妻如患有宫颈癌,则第二任妻子患宫颈癌的危险性比起丈夫的前妻未患宫颈癌的,要高3.5~4倍。

保护自己，预防宫颈癌

通过性生活感染 HPV 是患上宫颈癌最主要的原因。初次性行为发生在 15 岁以前或有多个性伴侣，感染 HPV 的概率会大大增加。因此，预防宫颈癌，首先要做到洁身自好。但是，拒绝过早开始性行为和保持唯一的性伴侣，并不能保证不患宫颈癌，因此性生活时要注意保护自己，使用安全套。

小知识

打疫苗，预防宫颈癌

打疫苗可以预防癌症？是的，你没有看错！宫颈癌疫苗可有效预防 HPV 感染，是世界上首个可预防癌症的疫苗。

以往，宫颈癌疫苗未在中国内地上市，到香港地区接受疫苗注射是较为便捷的选择。2016 年 7 月，宫颈癌疫苗获得了中国食品药品监督管理局的上市许可，并预计 2017 年年初将在中国内地上市。世界上现有的宫颈癌疫苗有三种：默沙东公司的佳达修（Gardasil）四价和九价疫苗，以及葛兰素史克公司的卉妍康（Cervarix）二价疫苗。将在中国内地上市的疫苗是卉妍康二价疫苗。

宫颈癌疫苗一般要打 3 针，全程 6 个月内完成效果较好。对于中国女性而言，推荐接种疫苗的年龄为 9~25 岁。

和激素密切相关的**子宫内膜癌**

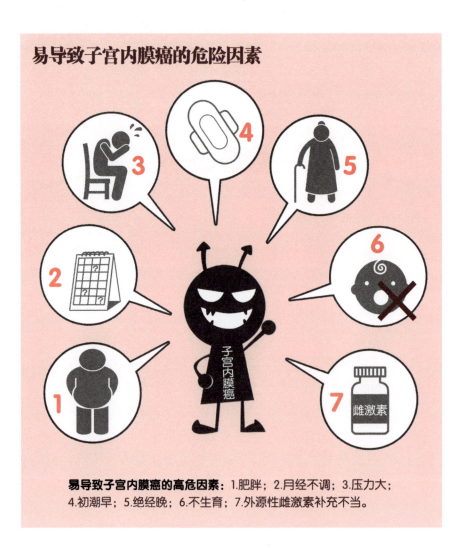

易导致子宫内膜癌的危险因素

易导致子宫内膜癌的高危因素：1.肥胖；2.月经不调；3.压力大；4.初潮早；5.绝经晚；6.不生育；7.外源性雌激素补充不当。

子宫内膜癌分两种：Ⅰ型和Ⅱ型。Ⅰ型是受雌激素影响的子宫内膜癌，又称雌激素依赖型；Ⅱ型是未受雌激素影响的子宫内膜癌，又称雌激素非依赖型。临床上，大多数患者所患子宫内膜癌为Ⅰ型。

患上Ⅰ型子宫内膜癌的根本原因是雌激素和孕激素的平衡被破坏。

雌激素主要起刺激子宫内膜生长的作用。孕激素则既可使子宫内膜在生长的基础上变得松软，为受精卵着床作准备，同时，还具有限制子宫内膜继续生长的作用，从而防止子宫内膜的无节制地疯长。

如果女性体内内源性或外来的雌激素持续增多，而孕激素长期不足，就容易患上Ⅰ型子宫内膜癌。

所以，任何会导致女性体内雌激素过剩、孕激素不足的情况，都是Ⅰ型子宫内膜癌的危险因素，具体包括：肥胖、月经不调、不生育等。

小知识

绝经后也会分泌雌激素

子宫内膜癌和雌激素水平过剩密切相关，那么，绝经后，女性身体所分泌的雌激素已很少，是不是就不会患子宫内膜癌了？

实际上，女性体内存在三种雌激素：雌二醇（E2）、雌酮（E1）和雌三醇（E3）。雌二醇由卵巢产生；约一半雌酮由卵巢产生，另一半则主要由脂肪等组织合成；而雌三醇是雌二醇和雌酮的代谢产物，生物活性较弱。绝经后，卵巢功能衰竭，体内的雌激素主要是由脂肪组织合成的雌酮。此时女性身体分泌孕激素的水平极低，形成了雌激素持续分泌而孕激素不足的状态，容易患子宫内膜癌。

卵巢癌和排卵有关

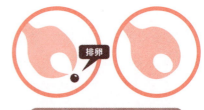

卵巢的损伤—修复过程

卵巢上皮性癌（卵巢癌可分为四种类型，其中60%以上为卵巢上皮性癌，本文所说卵巢癌均指卵巢上皮性癌）的发生与排卵密切相关。

每当卵巢周期性地排出卵子时，就会损伤卵巢，然后再进行修复。从12~16岁月经初潮开始，到45~55岁闭经为止，这个过程大概会反复发生400多次。

在这种每个月反复发生的损伤—修复过程中，输卵管、卵巢表面细胞发生异常增生，就会发生卵巢癌。也就是说，持续性的排卵是导致卵巢癌的危险因素。

女性未婚、未育、少育、晚育（初次生产年龄大于35岁）、不哺乳，在没有服用避孕药（可抑制排卵）的情况下，排卵的机会就会大大增加，患卵巢癌的危险也大大增高。

另外，有研究发现，高脂饮食也是卵巢癌的高危因素。大量摄入肉类等动物性脂肪，很少吃蔬果等素食的女性，患卵巢癌的风险较高。

易导致卵巢癌的危险因素

PART 3 ▶ 妇科恶性肿瘤,如何早发现

妇科恶性肿瘤发出的**危险信号**

以下是妇科恶性肿瘤的常见症状,即使有些症状并非只与癌症有关联,但为了安全起见,只要稍微感觉有些不舒服,最好立刻去医院就诊。

❗ 危险信号 1:不正常的阴道流血

正常女性除了月经期、流产后、产后外,其他任何时期发生阴道流血都是不正常的阴道流血。出血量可多可少,有时仅为少量血性分泌物或咖啡色分泌物。

如果是同房后阴道出血(临床上称为接触性出血),提示可能是子宫颈出现了问题;如果是在非月经期阴道出血或绝经后阴道出血,则说明有患子宫内膜癌的可能。

❗ 危险信号 2:白带异常

由于肿瘤坏死、破溃、感染形成的分泌物与正常白带完全不同,多呈水样、血性或米汤样白带,且常有异常的恶臭味。

❗ 危险信号3：腹部肿块

下腹部肿块可能由患者本人或家属偶然发现，但更多的是在妇科检查时由医生发现。妇科恶性肿瘤若出现明显肿块时，一般已到中晚期。

❗ 危险信号4：腹部胀痛

妇科恶性肿瘤早期一般没有明显的疼痛，晚期肿瘤向周围组织浸润或压迫神经，可引起腹痛、腰痛。

❗ 危险信号5：全身情况改变

肿瘤晚期可出现消瘦、乏力、贫血等症状。

宫颈癌可能**出现的症状**

早期宫颈癌患者往往是在体检时被发现的。

最早出现的、可以被觉察的症状,是性交后有少量出血。因此,一旦发现有性交后出血或阴道异常流血的情况,应立刻去医院检查。

随着病情发展,肿瘤逐渐增大,会出现白带增多的症状。如果癌组织坏死、感染,会排出较多混有血液的恶臭白带。

当癌瘤侵犯膀胱、输尿管时,会引起尿频、尿痛、血尿、尿闭等症状;当癌瘤侵犯直肠时,常有便血、排便困难等症状;当癌瘤广泛侵犯盆腔时,可出现下肢肿胀和疼痛。

晚期宫颈癌患者由于长期消耗,可出现极度的消瘦,医学上称之为恶病质。

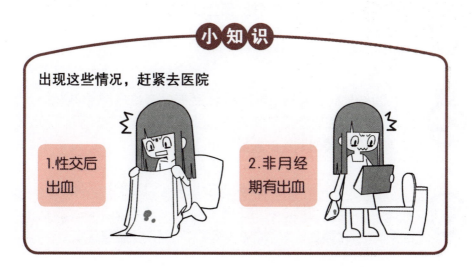

小知识

出现这些情况,赶紧去医院

1. 性交后出血
2. 非月经期有出血

宫颈癌筛查，从 21 岁开始

宫颈癌的发生，是一个漫长的过程，从正常的宫颈发展成为宫颈癌，往往会经历数年至数十年。如果能在早期及时发现，采取措施，宫颈癌的根治率极高。

那么，怎样做才能及时发现呢？答案是：规范的定期筛查。

关于宫颈癌的筛查，不少女性都有做过，但是，很多人对筛查表现得比较随意，不按规范做，这会失去早期诊断、早期治疗的机会。

怎样做才是规范的筛查方法？我国宫颈癌筛查主要参考美国阴道镜检查和宫颈病理学会颁布的指南，具体标准如下：

1 所有女性，从 21 岁开始，都应该接受宫颈癌筛查。21~29 岁的女性，推荐宫颈液基薄层细胞学检查（即 TCT/LCT），筛查间隔时间不能超过 3 年。

2 30~65 岁的女性，推荐同时接受 TCT 和病原学（HPV-DNA）检查，筛查间隔时间不能超过 5 年，如果只接受 TCT 检查，筛查的间隔时间不能超过 3 年。

3 65 岁以后，如果之前的筛查中从未发现宫颈上皮有异常，或既往 10 年内连续 3 次 TCT 结果阴性，或连续 2 次联合筛查结果阴性，且最近一次筛查在 5 年内，则可停止继续筛查。

子宫内膜癌可能出现的症状

阴道流血：绝经后女性出现阴道不规则流血；尚未绝经者出现月经量增多，经期延长，经间期出血。这是子宫内膜癌最早出现的症状。

阴道流液：呈水样或血性或脓血样。少数患者表现为白带增多，早期呈浆液性或浆液血性白带，晚期合并感染时出现脓血性排液，并有恶臭。一些年老的妇女可能会出现宫腔积血，感染后变成宫腔积脓，也可能导致阴道排脓。

下腹疼痛及其他：晚期浸润周围组织或压迫神经可引起下腹及腰骶部疼痛。晚期可出现贫血、消瘦及恶病质等症状。

医生建议

更年期女性，更要当心子宫内膜癌！

绝经后女性重新出现阴道流血，未绝经的女性出现月经混乱，这是内膜癌最常出现的症状，与更年期月经紊乱表现极为相似。因此，许多更年期女性都被迷惑了眼睛，把这些当作"围绝经期月经紊乱"，常常等到病情进展，出现更严重的症状如阴道出现较多血性或浆液性分泌物，甚至合并感染时出现恶臭、脓血样分泌物时，才被重视。

然而，更年期女性正是子宫内膜癌的高发群体。据统计，子宫内膜癌的高发年龄为40~65岁，平均约53岁。所以，提醒更年期女性，阴道异常出血时，不要单纯地认为是更年期内分泌异常现象，请及早就医。

卵巢癌可能出现的症状

　　肚子胀、肚子痛、不舒服、好像腰围变粗了,在消化科久治不愈。这样的情况,若发生在平时身体一向健康的女性身上,那么有必要立刻去看妇科医生并接受检查。因为这些症状,也很有可能是由卵巢癌所引起的。

　　患卵巢癌时,最先出现的症状可能是腹胀、腰围变粗、腹部包块。肿瘤如果向周围组织浸润或压迫神经,可引起腹痛、腰痛、下肢痛;如果肿瘤压迫盆腔静脉,可出现下肢浮肿。

　　遗憾的是,尽管腹胀、腰围变粗等症状是卵巢癌最早发出的、可供识别的信号,但出现这些症状时,疾病可能已经进入中晚期了。

　　正因如此,为了及早发现卵巢癌,做好筛查很有必要。普通人群可以行每年 1 次的体检,目前针对卵巢恶性肿瘤筛查较为理想的是 B 超检查和血液肿瘤标志物指标测定。如果是高危人群,不妨每半年做 1 次体检。

PART 4 ▶
微观世界里的妇科恶性肿瘤

宫颈癌，最"善良"的类型最常见

从病理类型来说，宫颈癌大致可以分为三种：

鳞状上皮细胞癌（简称鳞癌）、腺癌，以及两者混杂的腺鳞状上皮细胞癌（简称腺鳞癌）。其中，最常见的是鳞癌，占宫颈癌总数的90%~95%；其次是腺癌，占5%~10%；而腺鳞癌则极为少见。

所幸，最常见的鳞状上皮细胞癌可谓是宫颈癌中最"温和善良"的类型，这种类型的宫颈癌，治疗效果较好，而且相对不容易复发，其生存率也比较高。

相比于鳞癌，腺癌的发生率虽然明显低得多，但是罹患这种"小概率"类型的宫颈癌，则预示着更多的不幸和危机。

譬如，化疗和放疗对于鳞癌是有效的治疗手段，但是对于腺癌则不怎么起作用；腺癌更容易通过淋巴结转移；等等。这些事实说明，腺癌相对于鳞癌，治疗效果不理想，复发率更高，生存率更低。

子宫内膜癌的**多种形态**

如前文所说,按照与雌激素水平是否相关,子宫内膜癌可分为Ⅰ型和Ⅱ型。

而根据不同的组织类型,子宫内膜癌又可分为内膜样腺癌、浆液性腺癌、透明细胞癌、黏液性腺癌、未分化癌几类,其中,黏液性腺癌、未分化癌极为罕见。

内膜样腺癌: 根据细胞分化程度的不同,可以分为1至3级。其中,1级和2级内膜样腺癌的分化程度较高,治疗效果较好;3级的分化程度较低,治疗效果不如1级和2级理想。

浆液性腺癌: 发展迅速,癌细胞容易发生浸润和转移,治疗效果不理想。

透明细胞癌: 很容易通过淋巴结发生转移,比较凶险,治疗效果较差。

Ⅰ型子宫内膜癌的病理类型,多为内膜样腺癌;Ⅱ型子宫内膜癌的病理类型,多为浆液性腺癌和透明细胞癌。

Ⅰ型子宫内膜癌和Ⅱ型子宫内膜癌的区别		
	Ⅰ型	Ⅱ型
原因	与雌激素的相对过剩有关	与雌激素无关
高发年龄	生育期~围绝经期	绝经后、老年人
发生概率	80%~90%	10%~20%
常见组织类型	内膜样腺癌	浆液性腺癌、透明细胞癌
扩散情况	较少发生扩散、转移	多在早期就发生扩散、转移
治疗效果	较好	较差

经典答疑

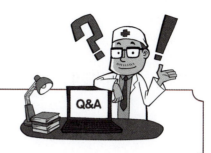

◆问：什么是宫颈鳞状上皮化生？

答：宫颈有两种上皮细胞：一种是鳞状上皮细胞，在宫颈管外面，靠近阴道的一侧；一种是柱状上皮细胞，靠宫颈管里面。当身体内外环境发生变化时，这两种细胞会相互移动，在交界的位置叠合，形成鳞柱上皮移行带。

在宫颈的外口，当鳞柱移行带位于子宫颈阴道部时，暴露于阴道的柱状上皮受阴道酸性影响，柱状上皮下的未分化储备细胞开始增生，逐渐转化为鳞状上皮。继之，柱状上皮脱落，而被覆层鳞状细胞替代，此过程称为鳞状上皮化生。

化生的上皮，一般大小形态一致，与癌前病变不典型增生不同。所以，化生的鳞状上皮不属于癌前病变，更不是癌症，注意定期进行妇科体检即可，没必要产生心理负担。

◆ **问**：高分化、低分化，是什么意思？

答：我们人体每一种组织细胞的生长发育成熟过程，都要经过不断分化，分化越高，细胞成熟度越好（即越趋近正常）。所以，在肿瘤病理报告中，描述细胞分化程度可以代表相应肿瘤的恶性程度及预后等。

譬如高分化癌，即代表所选取的活检组织和人体正常组织的相似度高，细胞成熟度高，恶性度低，相应地，该肿瘤出现转移的情况较少，手术等治疗预后比较好。而低分化癌则相反。

◆ **问**：什么是卵巢交界性肿瘤？

答：卵巢肿瘤，可以分为良性、恶性、交界性三类。交界性卵巢肿瘤在病理形态上介于良性与恶性之间，具备一些良恶性之间的临床特点。

卵巢交界性肿瘤，5年生存率高达90%以上，10年生存率亦高达80%以上。而卵巢上皮性癌的5年生存率则不足40%。

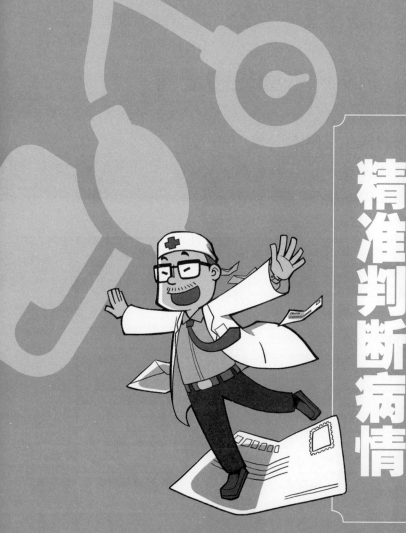

精准判断病情

诊断篇

PART 1 ▶ 诊断妇科恶性肿瘤，常用这些检查

请诚实回答**医生的提问**

初次就诊时医生常问的问题

一般情况下，第一次到妇科就诊时，医生会问及以下问题。就诊前不妨提早回忆、查询清楚并做好记录，就诊时请务必坦诚地回答医生的提问。

来看病的理由	什么症状、什么程度、持续多长时间等
月经信息	初潮年龄、周期（多少天来一次月经，每次来月经持续多少天）、月经量、有无痛经、最后一次来月经的时间等
白带情况	白带量、颜色、是否夹杂有出血和异味等
胎产信息	是否有过怀孕、自然流产、人工流产、生产及相应的次数，流产或生产的方式
治疗情况	针对这次的不舒服（疾病），之前在哪些医疗机构就诊过，接受过哪些检查和治疗
疾病信息	以往或现在患有什么疾病，接受手术、输血的情况等
药物信息	目前有无正在服用药物，既往服用的药物有无发生过敏
家族病史	家人患有的重大疾病

初次就诊时，医生都会先向病人提一些问题，这就是问诊。

问诊有利于医生全面地掌握患者情况，精准治疗。所以，即使有些问题患者很难回答或不愿提及，也请一定要如实地回答，医生会严格保护患者的隐私。

医生最想知道的是这次为什么来看病，所以，请把这个答案详细地告诉医生。

除了此次就医的原因外，问诊一般还会涉及"月经情况、白带情况、胎产情况"等问题，因此就诊前不妨提早回忆、查询清楚并做好记录。

另外，还可能被医生问及过敏史、家族史、以往得过什么大病，是否做过手术等。

妇科检查,**轻松面对**

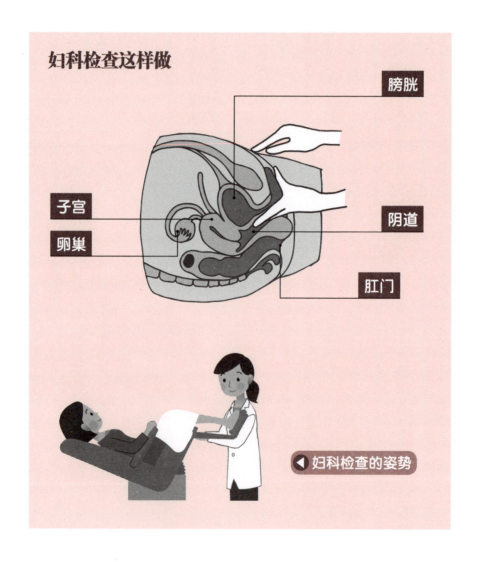

妇科检查这样做

- 膀胱
- 子宫
- 卵巢
- 阴道
- 肛门

◀ 妇科检查的姿势

问诊之后患者接触的第一项检查，通常是妇科检查。

妇科检查一般会在专门的私密诊室中进行，以保障患者的隐私。

检查前应先解小便，以排空膀胱，然后按照医生的指引，除去内裤，摆好检查的体位（即膀胱截石位）。

医生一般先肉眼观察外阴的情况，包括阴毛分布，外阴有无赘生物、肿物，皮肤有无红肿、色素沉着等。然后使用专门的阴道窥器（鸭嘴钳）放入阴道内，观察阴道和宫颈的情况。这个步骤，可以看清楚阴道是否通畅、黏膜的颜色、阴道内的分泌物情况；也可了解宫颈的形状，宫颈口是否光滑，有无赘生物或肿物，宫颈口的分泌物情况，有无接触性出血等。

取出阴道窥器后，会进行双合诊检查，即一手两指放入阴道内，另一手在下腹部，两手配合触诊子宫和附件的情况。这个过程，医生根据检查时手的触觉及询问患者的感受，可以了解宫颈的硬度，宫颈有无抬举痛；子宫的大小、位置、形状、硬度，有无压痛；双侧附件有无包块、增厚、压痛等。

若怀疑是妇科恶性肿瘤等特殊情况，还会进行三合诊检查，即将一手的食指和中指分别放入阴道和肛门直肠内，另一手放在下腹部进行检查，其目的是进一步了解病灶的大小、位置及与子宫旁和直肠的关系，有无侵犯周围组织。

为了避免感染，妇科检查一般会避免在月经期进行。但很多妇科恶性肿瘤患者首诊的症状就是异常的阴道流血，这时，医生会用消毒剂消毒外阴、阴道，并戴无菌手套进行检查，以防感染发生。

被误解的妇科检查

作为妇科的一个基本检查项目,妇科检查有时却并不被患者或家属所接受,患者和家属对妇科检查常存在一些误解。

误解一:医生看看摸摸而已,检查作用不大

妇科检查是诊断妇科恶性肿瘤的第一步,非常重要。通过肉眼和透过阴道窥器观察,医生可以直接看清外阴、阴道、宫颈的病灶;配合双手的触摸,可以发现子宫、卵巢的异常。患者只有先通过妇科检查发现异常,才可进行下一步的相关检查,如B超、阴道镜、诊断性刮宫等,得到确诊。

误解二:害羞、怕疼,不想做检查

害羞是完全没有必要的,外生殖器是很隐私的部位,但是在医生眼里,这只是一个器官,和人体的其他器官并无区别。

如果是有性生活的女性,做妇科检查通常不会感觉到明显的疼痛。但是躺在检查床上,面对着完全陌生的医生,多少会感到紧张,身体也会随之僵硬。这样一来,本来不痛的也会感到很痛,导致不能顺利完成检查。

生病了,接受妇科检查是不可或缺的一步,既然如此,不要紧张,放松自己,调整呼吸,把自己放心地交给医生吧。

妇科检查前患者要做的准备

检查前24小时,不要使用任何阴道药物,不要洗阴道内部。

检查前一晚,洗澡要选择淋浴,要避免发生性行为(使用避孕套的性行为也要避免)。

检查当日要穿便于检查的衣服,例如宽松的衣裤等,尽量避免穿紧身裤袜。

病原学检查:找到感染源

如前文所说,持续的高危型HPV感染,可能导致罹患宫颈癌。几乎所有(99%)的宫颈癌患者都存在HPV感染。因此,对于一些怀疑患宫颈癌的女性,可以检查其子宫颈部是否存在病毒感染。

检查子宫颈部是否存在HPV感染的取样方法比较简单,使用特定的小刷子在宫颈口旋转取样,然后放到特定的容器中保存,经过仪器检测和分析之后,就能获知子宫颈部有没有HPV感染、HPV的类型、感染程度如何等讯息。

细胞学检查：
帮助诊断宫颈癌、子宫内膜癌

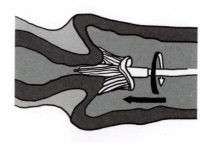

TCT

这个检查就是使用刷子或者其他专用工具，稍稍擦拭一下子宫颈部或子宫内膜表面后，再用显微镜观察确认是否存在异性细胞或癌细胞。

宫颈癌相关的细胞学检查

宫颈癌的细胞学筛查方法有两种：巴氏涂片和液基薄层细胞学检查（临床上一般称之为 TCT 或 LCT）。

巴氏涂片是传统的细胞学检查，但因其漏诊（已经患病，却未能被发现）较多，因此在大医院已较少应用。

相比于巴氏涂片，TCT 具有取材简单、有效，检查结果准确性高的特点，是目前各大医院进行宫颈癌筛查的主要方法。

子宫内膜癌相关的细胞学检查（子宫内膜癌的筛查）

将刷子或像长吸管一样的工具插入子宫深处，轻擦或吸取内膜，从而提取内膜细胞。这种检查方法正在进一步完善。

卵巢癌相关的细胞学检查

由于没有办法从外部采集细胞，因此，通常不会进行卵巢癌的细胞学检查。

腹胀明显，腹水很多时，可以抽腹水进行细胞学检查。

活检：可确诊疾病

对细胞学检查结果存在怀疑时，就可能需要切去一小块病变组织，通过显微镜观察，这就是活检，医学上的术语叫作病理组织学检查。

宫颈癌相关的活检

进行TCT检查发现癌细胞或可疑细胞时，就需要进行阴道镜检查并活检。

活检的方法是，在消毒外阴、阴道、宫颈后，用特制的活检钳，根据病变部位和要求，取几小块组织，根据要求处理后送病理科进行病理诊断。

为了更精确地钳取到所需要的组织，一般在阴道镜的配合下，一边仔细地观察子宫颈部，一边取疑似病变部位的组织。

一部分病人由于病情需要，可能会在上述的宫颈活检检查之后，或不进行宫颈活检而被直接要求做一个叫作宫颈锥形切除术（以下简称"宫颈锥切术"）的检查，即在子宫颈部从外向内切取一块圆锥形的组织。

这是检查，同时也是一种治疗。

将锥切所获得的组织进行病理检查，如果已经完全切除病灶，那么在检查的同时也完成了治疗过程；当然，经过宫颈锥切术后，如有必要，医生会继续下一阶段的治疗。宫颈锥切术通常会在全身麻醉的情况下进行，因此患者不会感觉到特别不适。

医生建议

宫颈锥切术前,要注意这些:

1. 最好在月经干净后 3~7 天进行手术。
2. 为保证手术安全,术前需化验血型、血常规、凝血时间。
3. 为防止感染,术前应进行妇科检查并化验白带。

宫颈锥切术后,要注意这些:

1. 注意外阴部清洁,以防感染。
2. 术后 3 个月内避免性行为。
3. 按照医生的嘱咐定期复查。

子宫内膜癌相关的活检(诊刮术)

将专用的金属刮匙经过阴道,刮取子宫颈管和子宫腔内的内膜,并将子宫内膜送病理检查,这个过程就是在诊断子宫内膜癌的过程中可能用到的诊刮术,它的全称叫作子宫内膜诊断性刮宫术,是确诊子宫内膜癌的最主要的检查手段。

进行子宫内膜诊刮术时,患者会感觉到有些不适和疼痛,多数可耐受,一般不需要麻醉。诊刮术的全过程在数分钟内即可完成。

医生建议

诊刮术前，这些都是必要的检查：
　　为了避免上文中提到的可怕的并发症，请听从医生安排，接受相应的检查项目，这样可以为手术安全护航。
　　1. 诚实回答医生的提问，医生问及的问题很可能是子宫穿孔损伤的高危因素。
　　2. 妇科检查并化验白带。
　　3. 测体温、脉搏、血压。
　　4. 血常规及凝血功能检查。
　　5. 妇科B超检查。

诊刮术后，要注意这几点：
　　1. 注意休息，避免劳累。
　　2. 留意阴道出血及腹痛情况，出现以下情况请及时告知医生：阴道出血量超过平时的月经量；术后1周以上，仍有阴道出血；较为剧烈的腹痛。
　　3. 按要求使用抗生素，以防感染。
　　4. 术后2周内避免性行为和盆浴。

神奇的"小镜子"：阴道镜、宫腔镜

"小镜子"在医学上有个专门的名称，叫作"内镜"，在诊断妇科恶性肿瘤的过程中，经常接触到的内镜有两种：阴道镜、宫腔镜。

阴道镜：帮助诊断宫颈癌

阴道镜检查是利用阴道镜探头，将子宫颈阴道部黏膜放大10~40倍，以观察肉眼看不到的子宫颈表面层较微小的病变。

因此，阴道镜可用于发现子宫颈部与癌有关的异型上皮、异型血管以及早期癌变所在，并且，在阴道镜下有选择地进行多点活检，对早期宫颈癌的诊断准确率可达98%。

阴道镜检查的过程与妇科检查使用阴道窥器的步骤类似，患者一般不会有明显的不舒服。

阴道镜检查前的必要准备

阴道镜检查前24小时内应避免性行为、阴道冲洗和上药。

宫腔镜：帮助诊断子宫内膜癌

宫腔镜检查是运用特殊的膨宫液扩张宫腔，通过细管将冷光源经阴道从宫颈放入宫腔内，通过摄像装置，直接将宫腔内的图像显示在电视屏幕上，再进行相应的操作。

打个简单的比喻,一个小探头伸进患者的宫腔内,这个探头就像医生的第三只眼,它将宫腔内的情况反映在电视屏幕上,可以清楚地查看。如果发现可疑病灶,则可以用专门的器械切取组织,进行活检。

宫腔镜主要用于诊断子宫腔病变,排除子宫内膜癌。

宫腔镜检查属于微创检查,患者可能会出现下腹胀痛不适,医生一般会根据情况进行麻醉,以减轻不适。

宫腔镜检查前的必要准备

一般情况下,宫腔镜检查在月经干净后1周内做最好,但是,许多内膜癌患者因阴道异常流血而就诊,无从判断具体月经时间,这种情况只要出血量不多,可随时做检查。

宫腔镜检查采用麻醉者,手术前需禁食、禁饮6~8小时。

影像学检查：让图像来帮助诊断

超声检查：妇科基本图像诊断

将单凭人耳无法捕捉到的高频率的声波照射进入人体后，再对反射回来的反射波用电脑进行图像处理，并将结果显示在屏幕上，这就是超声波检查。

根据技术的不同，超声检查可分为二维黑白B超、彩色多普勒超声、三维超声等。最基本、临床上应用最多的是二维黑白B超，多普勒超声能够清晰显示肿瘤边界和肿瘤内部血流情况，三维超声能够清晰地显示病变的立体结构。

根据检查方式不同，超声检查亦可分为两种，将探头深入阴道后进行观察的，称为"阴道超声检查"；将探头贴在下腹部来观察身体内部情况的，称为"经腹部超声检查"。

在检查前，阴道超声检查需要患者排空小便，而经腹部超声检查要求患者憋尿，以保证膀胱充盈。

比起腹部，阴道距离子宫、卵巢更近，因此诊断妇科恶性肿瘤多数都采取阴道超声检查。对于经腹部超声检查无法观察到的情况，阴道超声检查可以观察得更仔细。

但如果要检查整个腹部的情况，或肿瘤巨大充满整个盆腔，或患者没有性生活史，一般会进行经腹部超声检查。

超声检查：经腹部检查 PK 经阴道检查

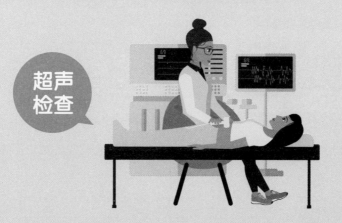

超声检查

> 超声检查，是在诊断妇科恶性肿瘤过程中最常遇到的、最基本的影像学检查。超声检查的方式有两种：经腹部检查或经阴道检查。

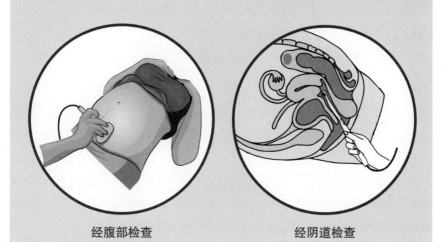

经腹部检查　　　　　　经阴道检查

诊断篇　精准判断病情

诊断妇科恶性肿瘤，常用这些检查

MRI 和 CT：作为互补，很多患者会遇到的检查

做过超声检查后，如果对检查结果持有怀疑，还需要进一步接受核磁共振成像（MRI）和/或计算机 X 射线断法扫描（CT）检查。

MRI 是利用人体核磁共振原理，将电磁波打到身体后，通过电脑进行图像化。可以横向、纵向、斜向多角度观察腹部器官，得出立体化的图像信息。MRI 是利用磁性进行的检查，不用担心射线辐射。

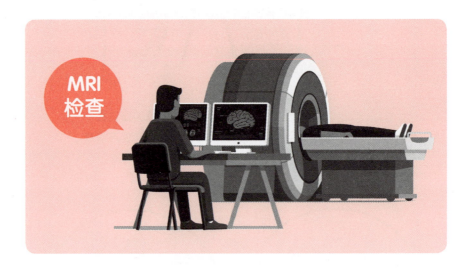

MRI 检查

CT 检查是从体外照射 X 射线后，根据身体对 X 线的吸收情况，通过电脑进行图像化。电脑处理后的图像，通俗地说，就是检查部位横切面的"照片"。

需要做 MRI 检查还是 CT 检查，或者这两项检查都要做，医生会根据患者的具体情况决定。除了配合病情选择合适的检查项目，一般来说，由于 CT 存在 X 射线辐射，因此对于怀孕中或准备怀孕的女性，若非别无选择不会被推荐做 CT 检查。

PET-CT：帮助诊断有没有全身远处转移

正电子发射计算机断层扫描－计算机X射线断层扫描（PET-CT）可以看作是PET检查（发现代谢异常细胞）和CT检查（发现形态异常组织）的结合。

人体细胞时时刻刻都在新陈代谢，需要吸收利用葡萄糖、蛋白质等多种物质。把某些物质标记上放射性同位素，就像打上"烙印"，注射到人体里，然后用PET探测，便可知标记物质（也称"显像剂"）如何参与细胞代谢。病变细胞的代谢，跟正常细胞很不一样。像癌细胞，它的生长速度很快，需要大量摄取标记物质，表现在片子里是"发亮"的部分。

但PET不能精确定位病变所在，这时就要依靠CT，CT能够清晰地看到病变发生在哪个部位。

在妇科恶性肿瘤的诊断过程中，PET-CT主要起两方面的作用：查看肿瘤是否发生了转移扩散，判断属于哪一期癌症；评估癌症的治疗效果。

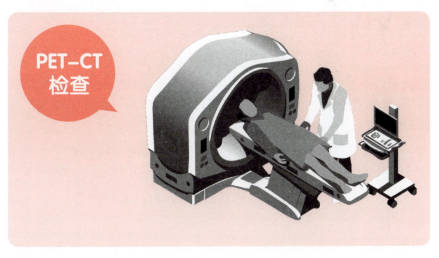

PET-CT检查

抽血，查肿瘤标志物

肿瘤标志物是癌细胞生成的物质，这些物质会释放到血液中，可以通过检查这些物质来发现癌细胞，这就是肿瘤标志物检查。

检查肿瘤标志物的方法很简单，抽取少量血液即可。

目前，在多数医院的健康体检套餐中，都包含肿瘤标志物相关的检查项目。通过这项检查，可以发现部分癌症患者。因为罹患某种癌症时，血液中特定种类的肿瘤标志物含量可能会明显增加。然而，在癌症早期，血液中肿瘤标志物含量并不会明显增加，因此，肿瘤标志物检查并不能发现特别早期的癌症。当然，若体检发现某种肿瘤标志物含量升高，也不要恐慌，因为除了癌症以外，其他疾病也可能引起肿瘤标志物测定值上升，因此不能单纯凭肿瘤标志物检查结果来确诊癌症。具体的诊断应由医生根据多项检查结果综合评定。

而对于已经确诊的妇科恶性肿瘤患者，检查肿瘤标记物的意义在于监测病情进展情况和治疗效果。一般情况下，通过治疗，病情得以控制，患者的肿瘤标志物水平会明显降低；而当妇科恶性肿瘤复发或转移时，相关的肿瘤标志物水平会上升。

与子宫颈癌相关的肿瘤标志物包括 SCC、CEA、CA125 等。

与子宫内膜癌相关的肿瘤标志物包括 CA125、CA199、AFP 等。

与卵巢癌相关的肿瘤标志物包括 HE4、CA125、CA199 等。

一种新技术：循环肿瘤细胞（CTC）检测

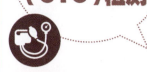

传统的诊断方法在帮助诊断妇科恶性肿瘤的同时，都有着一定的局限性，它们并不能实时、全面地获取肿瘤信息。因此，我们需要找到一种更能准确代表肿瘤的标志，实时监测，全面有效地获取肿瘤信息。

目前，一种较新的技术——循环肿瘤细胞（CTC）检测或可满足这个需求。

什么是CTC

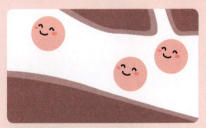

1.健康的细胞让我们的身体有序地运行。

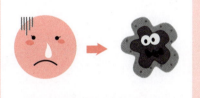

2.但有些正常细胞会发生病变，变成肿瘤细胞。

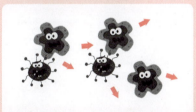

3.肿瘤细胞不停地繁殖，慢慢发展成肿瘤。

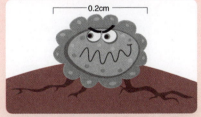

4.肿瘤长到0.2cm时，会生成新的血管。

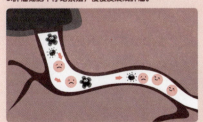

5.肿瘤会更快地生长，并散播种子进入血管。

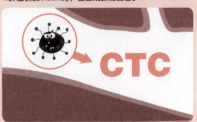

6.这些进入血管的肿瘤细胞被称为CTC。

什么是 CTC 检测

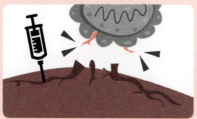

1. 手术可将原发肿瘤病灶铲除,药物治疗可杀死部分CTC。

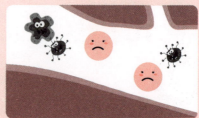

2. 但仍有一部分CTC会残留在血管中,随血液循环。

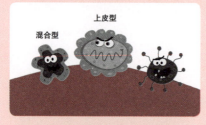

3. 另外寻找新的转移阵地,成为肿瘤复发转移的原因。

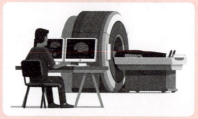

4. 影像检查很难检查到小于0.5cm的肿瘤,而且有辐射。

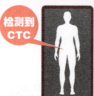

上皮型 027
间质型 019
混合型 020
检测天数 30

5. CTC检测通过比较分析患者体内CTC的类型和数量变化。

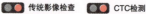

传统影像检查　　CTC检测

检测时间 6个月　　检测时间 3个月

6. CTC检测比传统影像检查早2-6个月发现肿瘤的变化,CTC检测可以将肿瘤复发转移扼杀在摇篮里。

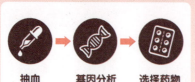

抽血
无辐射、随时接受检测

基因分析
分析各种药物的治疗效果

选择药物
选择最合适患者的药物治疗

7. 只需抽取10ml静脉血,还可通过基因分析选择药物治疗。

PART 2 ▶
宫颈癌的检查结果解读及分期

宫颈癌的**检查、诊断流程**

一般而言，宫颈癌的检查、诊断依照以下流程进行。但每位患者的具体情况不同，因此，实际诊断病情的过程可能与下文所述稍有不同。

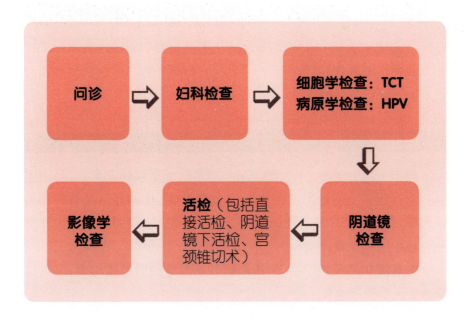

读懂宫颈癌的**检查结果**

诊断宫颈癌的各个检查步骤中,可能出现检查报告单的项目包括:妇科检查、TCT、HPV 检查、阴道镜检查、活检、影像学检查。

其中,妇科检查、HPV 检查的报告单较为简单、明了;活检、影像学检查报告过于专业,且患者接受这些检查项目时,如果有问题,多数已开始住院诊治,对于检查结果有困惑,可以随时向医生咨询;因此,这里着重介绍没有医学背景的患者和家属,应如何对待 TCT 报告单和阴道镜检查报告单。

TCT 报告单

下图是一张 TCT 报告单,虽然不同医院出具的 TCT 报告单形式和内容会略有不同,但这些医院的报告单一般都会包含图中文字标注的内容。

阴道镜检查报告单

和 TCT 报告不同,对于没有医学背景的患者和其家属来说,阴道镜检查报告单上的许多内容更为专业、难理解,比如复杂又有些可怕的图像、各种形态学及染色的描述等。患者或其家属可把这些内容交给主诊医生去查看、判断。

对患者和其家属而言,为诊断宫颈癌而做的阴道镜检查,以下结果及含义需要弄清楚。

TCT 报告单

> 这一栏是关于标本的内容,主要是给医生看的,用于评价标本质量,据此预测报告结果的可靠性。一般而言,标本满意度应为"满意",细胞量应该"大于40%",而且要"有"宫颈管细胞。

送检医院:*******医院-妇产科　　编号:45

本次月经日期:　　年龄:28　　病历号:
病人电话:　　　　绝经:否　　取样日期:2016-05-29

▶ 标本满意度:满意
　　细胞量:>40%
　　颈管细胞:有
　　化生细胞:无

镜下所见:

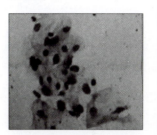

▶ 病原体:滴虫感染提示:无
　　　　　霉菌感染提示:无
　　　　　疱疹感染提示:无
　　　　　HPV感染提示:有

◀ 诊断:非典型鳞状上皮细胞

补充意见1:有少许非典型细胞,不除外人乳头瘤病毒(HPV)感染。

补充意见2:

> 这一栏是微生物检测情况,包括滴虫、霉菌、单纯疱疹病毒、HPV等。正常应该是"没有"。如果检出病毒和细菌,医生会进行相应的处理。有时报告有HPV,但这并不是真正在显微镜下看见了病毒,而是看见了细胞感染HPV后的空泡样形态,因此,准确性比不上HPV的病原学检查。

> 这一栏是诊断情况,是患者需要重点留意的内容,检查结果主要分三类:第一类,大致正常。如报告为"正常,未发现恶性细胞,良性反应性改变,炎症"。第二类,细胞学的低级别病变(恶性程度不高)。如报告为"意义不明的非典型鳞状细胞(ASCUS)、非典型鳞状细胞倾向于高度病变(ASC-H),鳞状上皮低度病变(LSIL)"。第三类,细胞学的高级别病变。如报告为"鳞状上皮高度病变(HSIL),鳞状细胞癌(SCC),腺癌(AGC)"。

阴道镜结果"满意""不满意"

不少女性在了解宫颈病变知识或者阅读报告单时,总会遇到这个问题:阴道镜的结果怎么会"满意"或"不满意"呢?

实际上,这是医生的术语。

"满意"是指医生为患者做阴道镜检查时,看到了宫颈柱状上皮和宫颈鳞状上皮交界的部位(这是宫颈癌最容易发生的部位),并且在这个地方取到了活体组织送病理检查。这样就可以比较准确地判断:宫颈上不会存在比这个更重的病变了。所以活检出来是什么,就是什么。

"不满意"就是因种种原因,医生无法看到这个移行带,也没在该部位取到组织活检。这样医生就会怀疑,取到活检组织的地方可能不是病变最重的部位,实际情况有可能比阴道镜检查结果更重。

CIN Ⅰ/CIN Ⅱ/CIN Ⅲ是怎么回事

CIN 是宫颈上皮内瘤变的英文缩写。

宫颈癌的形成是个长期的过程——宫颈在持续的 HPV 感染的情况下,宫颈柱状上皮和宫颈鳞状上皮交界部位的细胞出现缓慢改变:

开始是宫颈上皮内不足 1/3 的细胞变坏,样子看起来与癌细胞差不多,学术上叫宫颈上皮内瘤样病变Ⅰ(简称 CIN Ⅰ)。如果不做任何处理,60% 左右的患者其细胞会自己变好,但有 40% 左右的患者其剩下的细胞会继续变坏。

当 1/3 以上、2/3 以下的细胞变坏的时候,医学上叫宫颈上皮内瘤变Ⅱ(简称 CIN Ⅱ)。如果此时仍然不处理,变坏的细胞就会越来越多,直至整个宫颈上皮细胞的样子都"变得怪怪"的,这时医学上称为宫颈上皮内瘤变Ⅲ(简称 CIN Ⅲ)。这个 CIN Ⅲ与宫颈的原位癌在形态上已经难以区别,所以习惯将二者合称为 CIN Ⅲ/原位癌。如果还不进行处理,细胞继续变坏,就会抵达癌症的深渊。

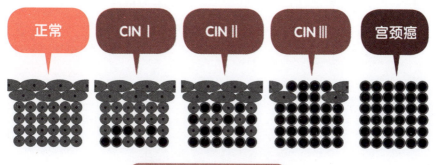

宫颈癌的形成过程

小知识

拿到TCT结果，下一步怎么办？

作为患者，有责任主动关心自己的病情，对自己的情况有一定了解。所以，这里介绍通常情况下，针对不同TCT结果，医生可能给予的建议。

但是，对于TCT不同的检查结果该如何处理，这是个非常专业的问题，因此，患者要信任自己的主诊医生，如果医生给出的建议和下文有所不同，应该接受医生的建议；如果对主诊医生的意见存在疑惑，亦可向其他医生咨询。

对于报告为正常者，一般定期复查即可，通常是1年。有时医生高度怀疑宫颈有病变，但TCT报告结果正常，医生可能要求复查。

对于良性反应性改变、炎症，通常会建议治疗炎症后，3个月至半年后复查。

对于意义不明的非典型鳞状细胞（ASCUS），需要检查HPV，如果阳性，则进一步做阴道镜检查；如果阴性，则3个月至半年后复查。

对于非典型鳞状细胞倾向于高度病变（ASC-H）、鳞状上皮低度病变（LSIL）、鳞状上皮高度病变（HSIL）一般要进行阴道镜检查。

对于鳞状细胞癌（SCC）、腺癌，要进一步进行检查。

宫颈癌的**分期**

通过各种检查确诊为宫颈癌后,还要根据癌细胞的扩散、浸润程度,是否向其他器官转移等,进一步确认癌症的分期。之后,才能确定下一步的治疗方案。

癌症的分期中,数字越低,表明癌症越处在早期,治愈的可能性也越高。根据国际妇产科协会制定的分期方法,宫颈癌由轻到重可分为五期,如果进一步细分,可以分为九个阶段。

0期

宫颈癌0期也称原位癌,仅在宫颈上皮内发生癌变,癌细胞尚未转移。

I期

癌细胞停留在宫颈部位,还未向其他器官扩散。虽然癌细胞还没有扩散到其他器官,但它们的扩散范围已经很广,因此可细分为Ia期和Ib期。

Ia期是肉眼无法观察到的癌症,癌症仅仅在显微镜下才能被观察到。在显微镜下可以看到,癌症的浸润深度最深不超过5毫米。

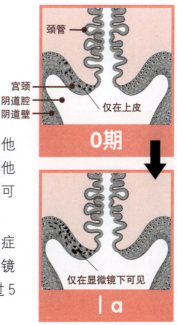

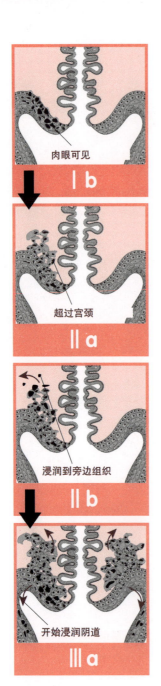

Ⅰb期癌症病灶已经可以用肉眼观察到。

Ⅱ期

癌细胞扩散超过宫颈部位,但还未浸润到骨盆壁或阴道的下1/3阶段。可进一步细分为Ⅱa期和Ⅱb期。

Ⅱa期癌症主要浸润阴道,还没有浸润到子宫旁边的组织。

Ⅱb期癌症则已经浸润到子宫旁边的组织。

Ⅲ期

癌症向阴道的浸润程度已超过阴道下段1/3,或者癌细胞已到达骨盆壁。可进一步细分为Ⅲa期和Ⅲb期。

Ⅲa期癌症主要浸润阴道,且已经侵犯至阴道下段1/3范围内。

Ⅲb 期癌症已侵犯子宫旁边的组织，并且已经浸润到骨盆壁。可能已经出现明显的肾积水和肾功能坏死。

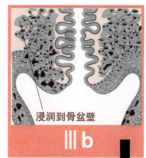
浸润到骨盆壁
Ⅲb

Ⅳ 期

癌细胞扩散到膀胱、直肠黏膜，或者超过骨盆转移到其他器官。可进一步细分为Ⅳa 期和Ⅳb 期。

Ⅳa 期癌细胞扩散到膀胱黏膜或直肠黏膜。

Ⅳb 期癌细胞扩散已超出骨盆范围，到达其他器官。

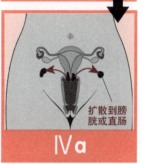
扩散到膀胱或直肠
Ⅳa

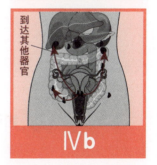
到达其他器官
Ⅳb

小知识

宫颈癌的早期、晚期是怎么回事？

一般来说，Ⅱ期以前属于早期宫颈癌，但严格来说，只有 0 期的原位癌和浸润癌Ⅰa 期才算真正的早期；Ⅰb 期及以后各期都属中晚期。因为肿瘤的浸润深度一旦超过 5 毫米，癌灶浸润的能力就大大增加，生长与播散速度就会明显加快。

PART 3 子宫内膜癌的检查结果解读及分期

子宫内膜癌的**检查、诊断流程**

一般而言，子宫内膜癌的检查、诊断依照以下流程进行。但每位患者的具体情况不同，因此实际诊断病情的过程可能与下文所述稍有不同。

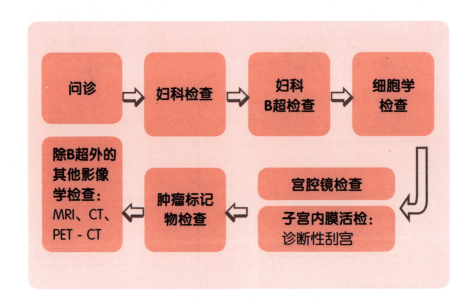

读懂子宫内膜癌的**检查结果**

诊断子宫内膜癌的各个检查步骤中，可能出现检查报告单的项目包括：妇科检查、妇科 B 超检查、细胞学检查、活检、宫腔镜检查、肿瘤标记物检查、除 B 超外的影像学检查等。

其中，患者和家属自己常常看到且对内容难以理解的，主要是 B 超检查和诊断性刮宫的病理学检查报告，因此这里着重介绍这两个检查报告单。

B 超检查报告

经阴道 B 超检查仅仅能对子宫内膜癌进行最初步的诊断，其检查结果仅可作为初步的参考。

B超检查报告单

B超一般会描述子宫的大小、宫腔形状、宫腔内有没有赘生物、子宫内膜厚度、肌层有无浸润等。患者和家属在阅读B超报告单时,可以着重留意子宫内膜厚度,一般未绝经的女性内膜厚度大于等于14毫米,已经绝经女性内膜厚度大于等于5毫米时,要特别警惕。另外,彩超如果出现"CDFI血流增强""血流阻力指数(RI)降低"等,也说明可能存在子宫内膜癌变。

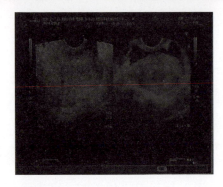

检查结果:

子宫:长径57mm、前后径40mm、横径52mm;子宫后位,形态大小正常,轮廓清,肌层回声中等、分布尚均匀;宫腔线清,居中,内膜厚10mm。

双侧附件区未见明显异常声像

直肠窝见不规则液性暗区,42mm×24mm。

超声提示:

子宫双附件未见明显异常

直肠窝积液

此报告仅供临床参考

如果子宫内膜癌已发展到晚期,比如形成了明显的肿块,甚至出现了转移等,B超结果会出现"宫腔实性占位"等描述。

诊断性刮宫的病理报告

做过诊断性刮宫检查，获得的病理报告，如果刮取到的子宫内膜中确实有癌的存在，报告中就会有明确的提示。

但有时，检查并没有发现子宫内膜癌（这有两种情况，一是被检查的女性确实未患子宫内膜癌；一种是被检查的女性患了子宫内膜癌，但这次诊断性刮宫手术未能刮取到癌变的部位，还需要按照医生的意见进一步检查），病理报告上却出现了一些陌生的词语。最常见的有以下几种情况：

单纯性增生

一般治疗效果较好，仅有1%的患者会发展成为子宫内膜癌。

复杂性增生

比单纯性增生严重，但依然仅有3%的患者会发展成为子宫内膜癌。

不典型增生

不典型增生也叫作子宫内膜癌的癌前病变，有25%左右的患者会发展成为子宫内膜癌。不典型增生可分为轻、中、重三度，重度不典型增生约有50%的可能发展为癌。

单纯性增生、复杂性增生、不典型增生都属于子宫内膜增生过长，报告单上出现这样的描述，不要过于紧张，这是妇科常见病，属于良性病变。只要及时处理，预后良好。

子宫内膜癌的**分期**

子宫内膜癌的诊断，需要依靠影像学（B 超）、细胞学检查、活检（诊断性刮宫）等，通过这些检查，可以初步判断内膜癌的病情发展到了哪一阶段。

但是，这只是初步的判断，这种判断的结果，很可能和手术过程中实际看到、探查到的情况不一样。比如有些患者在手术前通过各项辅助检查，被判断其病情处于早期还没有扩散的阶段，但手术后通过病理检查却发现癌细胞已经扩散到了淋巴结。

所以，对于子宫内膜癌而言，手术后把手术切除的组织送到病理科接受病理检查，而后获得的分期结论才能反映真实的病情。

子宫内膜癌可以分为四期，四期中有些阶段还可以进行细分：

Ⅰ期

癌细胞停留在子宫体部位。可进一步细分为Ⅰa期和Ⅰb期。

Ⅰa期癌症停留在子宫内膜内，或仅仅扩散到子宫肌层较小的范围（不到肌层的二分之一）。

Ⅰb期癌症扩散到子宫肌层内更深的范围（超过肌层的二分之一）。

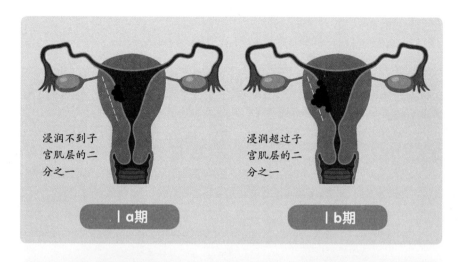

II期

癌细胞扩散到子宫颈,但并没有扩散到超出子宫的范围。

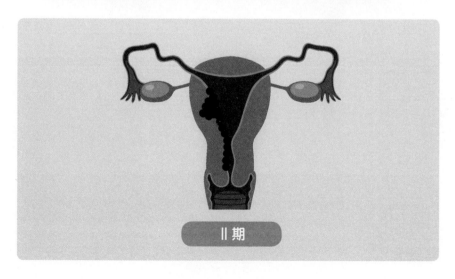

Ⅲ期

癌细胞扩散到子宫以外,但还停留在骨盆的范围内,并且没有侵犯到膀胱、直肠。可进一步细分为Ⅲa期、Ⅲb期、Ⅲc期。

Ⅲa期癌症主要浸润子宫附件或子宫浆膜层。

Ⅲb期癌症转移到阴道,有时癌症也会浸润子宫旁边的组织。

Ⅲc期癌症转移到盆腔淋巴结或腹主动脉旁淋巴结。Ⅲc期又可进一步细分为Ⅲc1期和Ⅲc2期,癌症只转移到盆腔淋巴结为Ⅲc1期,癌症转移到腹主动脉淋巴结,无论盆腔淋巴结有没有转移都属于Ⅲc2期。

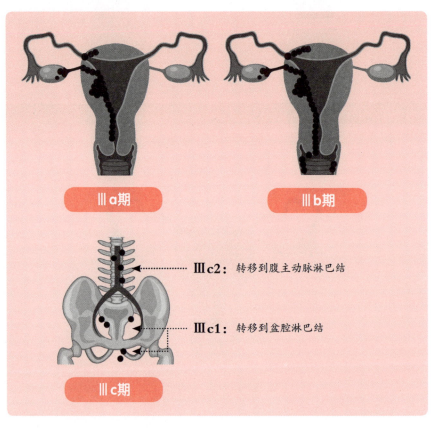

Ⅳ期

癌细胞扩散到膀胱、直肠,或者超过骨盆转移到其他器官。可进一步细分为Ⅳa期和Ⅳb期。

Ⅳa期癌细胞扩散到膀胱或直肠。

Ⅳb期癌细胞扩散已超出骨盆范围,到达腹腔或其他器官。

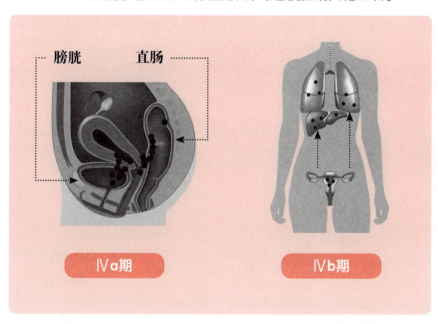

PART 4 卵巢癌的检查结果解读及分期

卵巢癌的**检查、诊断流程**

由于卵巢体积较小，又位于盆腔深部，若长了肿瘤，一般情况下难以早期发现，因卵巢无组织包裹，肿瘤细胞很快就播散到盆腹腔转移，70%的卵巢癌发现时已属晚期。

目前诊断卵巢癌的流程一般如下：

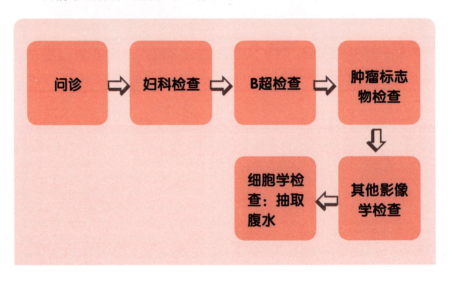

卵巢癌的分期

卵巢位于盆腔深处,因此针对卵巢癌的各项检查都不能像检查宫颈癌、内膜癌那样,直接从相应的器官病变部位提取到组织,进行细胞学检查或活检。因此,手术之前,很难精确判断卵巢癌的病情到底发展到了什么程度,只能根据各项辅助检查的结果进行推测。

所以,和子宫内膜癌一样,手术后,将切除的组织送到病理科做活检,才能得知卵巢癌的准确分期。

宫颈癌由轻到重可分为四期,如果进一步细分,可以分为十个阶段。

Ⅰ期

癌细胞仅存在于卵巢中,还未向其他器官扩散。可细分为Ⅰa期、Ⅰb期、Ⅰc期。

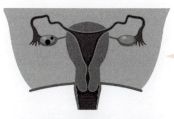

Ⅰa期是单侧卵巢发生癌变,癌细胞没有突破卵巢表面。

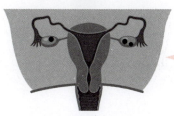

Ⅰb期是双侧卵巢发生癌变,癌细胞没有突破卵巢表面。

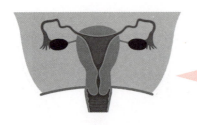

Ⅰc期是癌细胞突破了卵巢表面，无论一侧还是两侧卵巢发生癌变，都属于这个阶段。

Ⅱ期

癌细胞向卵巢周围的子宫、输卵管或其他盆骨内的器官发生转移。可进一步细分为Ⅱa期、Ⅱb期、Ⅱc期。

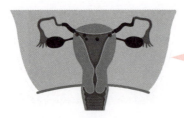

Ⅱa期癌症扩散到子宫或输卵管。

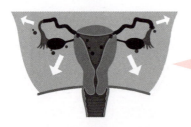

Ⅱb期癌症扩散到盆骨内其他器官。

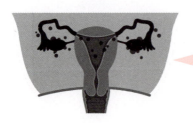

Ⅱc期癌细胞突破卵巢表面，在腹水中发现了癌细胞，同时有Ⅱa期或Ⅱb期的情况。

Ⅲ期

癌细胞进一步扩散到上腹部的腹膜或者腹膜后的淋巴结。可进一步细分为Ⅲa期、Ⅲb期、Ⅲc期。

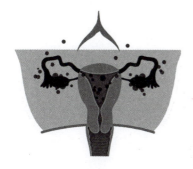

Ⅲa期盆骨外、腹腔内有肉眼无法观察到的癌细胞的播种。

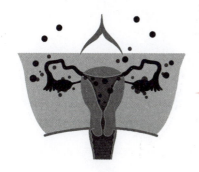

Ⅲb期盆骨外、腹腔内出现2厘米以下癌症的播种。

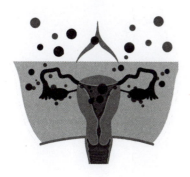

Ⅲc期盆骨外、腹腔内出现超过2厘米的癌症播种，或者癌细胞转移到腹膜后、腹股沟淋巴结。

IV 期

癌细胞扩散到肝脏、肺等器官。

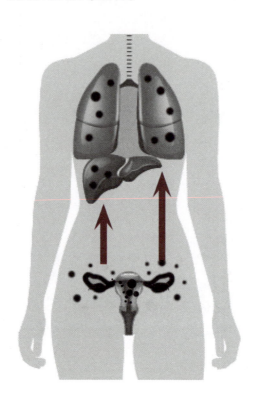

经典答疑

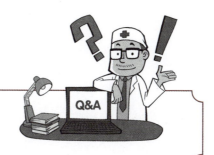

◆问：子宫内膜癌诊刮术，会对子宫造成伤害吗？

答：不少患者会担心，诊刮术是不是很伤害子宫？

其实，诊刮术对子宫的创伤不大，可能出现的风险包括：出血、子宫穿孔、感染、宫腔粘连、宫颈撕裂、人流综合征。

听起来很危险，但只要术前做好检查评估，术中操作轻柔，发生以上并发症的可能性极低。

◆问：子宫内膜增生过长，需要治疗吗？

答：子宫内膜增生患者如果不伴有不典型增生，只有不到5%会发展成为子宫内膜癌，大多数患者可以自行转化。所以，原则上说，单纯性增生和复杂性增生可以观察，定期复查。但是，目前很多患者都不能做到按要求定期复查，而且诊断性刮宫取材本身有可能遗漏，所以一般主张药物治疗。

子宫内膜不典型增生的治疗主要是阻止病情向子宫内膜癌发展，并控制出血，治疗方法包括药物治疗和手术治疗。

◆问：查出 CIN Ⅰ 怎么办？

答：细胞学和阴道镜结果相符合，就是说，TCT 报告是低级别病变，阴道镜活检结果是 CIN Ⅰ。

处理：除非有不适，不然定期复查即可。

定期复查的时间和项目是：每 6 个月复查 TCT，或者每 6 个月检测 1 次 HPV。

如果复查 HPV 阳性持续存在 2 年，或者细胞学检查显示进一步加重，再次经阴道镜检查确诊后，需进行治疗，治疗方法为冷凝、激光等物理方法，抗病毒、中药等药物治疗，以及免疫治疗等方法。

如果 HPV 阴性，或两次连续宫颈细胞学正常，那么不超过 3 年做一次筛查就够了。

细胞学和阴道镜的结果两者不符合，即 TCT 报告为高级别病变，阴道镜活检结果却仅为 CIN Ⅰ。

这时如果阴道镜检查提示不满意，还是行宫颈锥切比较妥当。

如果阴道镜检查满意，可定期复查。

如果复查再次发现鳞状上皮高度病变、鳞状细胞癌或腺癌，则需要做宫颈锥切。

如果观察 1 年后，2 次连续的细胞学检查正常，就可以恢复到常规筛查队伍中了，3 年做 1 次筛查。

如果 CIN Ⅰ 持续时间超过 2 年，尽管仍可以继续观察，但最好进行治疗。

◆问：查出 CIN Ⅱ 怎么办？

答： 查出 CIN Ⅱ，如果阴道镜检查结果满意，可以作电灼、激光治疗，对病变部位进行烧灼和破坏即可。如果阴道镜检查结果不满意，需要做宫颈锥切术，即切除部分宫颈来做病理检查。

查出 CIN Ⅲ 需要接受宫颈锥切术进行进一步诊断、治疗。

不要过于担心，不同级别的 CIN 中，即使是最严重的 CIN Ⅲ，经过宫颈锥切后也可以治愈。

◆问：治疗 CIN，该选哪把刀？

答： 通过大街上派发的传单、电视上的广告，不少人都对"电灼、冷冻、激光、利普刀"等治疗宫颈病变的名词很熟悉，但具体选用哪个好，恐怕就不是太清楚了。

这些方法总结起来不外两种：宫颈病变破坏治疗、宫颈切除治疗。

宫颈病变破坏治疗： 包括冷冻、电凝和激光，整体上效果并没有太大的区别。一般在门诊即可进行，费用低、对术后妊娠的影响较小。但由于"烧掉"了，没能留下组织进行病理活检，因此术前医生要严格评估，确认没有宫颈管浸润癌的可能才行。适用于部分 CIN Ⅰ 和部分 CIN Ⅱ。

宫颈切除治疗： 利普刀（LEEP）和宫颈冷刀锥切。可从切除组织中获得组织标本。适用于任何级别 CIN 患者。

其中 LEEP 手术时间短、出血少，相对治疗费用也较低，对术后生育影响小，多用于 CIN Ⅱ；而 CIN Ⅲ 一般多推荐宫颈冷刀锥切。

◆ **问**：初步诊断为卵巢癌，为什么还要做很多检查？

答：一旦确诊为卵巢癌，患者常常焦急地要求立即手术，越快越好，但医生却总会要求患者做许多检查。这么做，主要有以下目的：

了解患者能不能耐受手术和化疗

卵巢癌的手术范围非常广泛，术后的化疗又需要长期反复进行，医生需要对患者的身体情况有全面了解。因此需要做血常规检查，了解白细胞、血小板、血红蛋白是否正常；需要查血型，因为手术过程中可能需要大量输血，化疗过程中如果骨髓抑制严重，可能需要少量多次输血；还要检查心功能、心电图或超声心动图、肝肾功能（生化检查）、X胸片或肺功能检查、凝血功能等。

进一步确诊肿瘤及进行初步分期

一方面，卵巢癌种类繁多，不同类型的卵巢癌预后及治疗方案相差很大；另一方面，肿瘤的分期也是关键因素，所以有时需要做腹腔镜检查，明确肿瘤类型并初步分期。为了了解肿瘤对肾脏及输尿管有无浸润和压迫，有时还要做静脉肾盂造影检查。

确定肿瘤是原发的还是从其他部位转移来的

有些卵巢癌是由胃肠、乳腺等部位的癌瘤转移来的，而原发癌和转移癌的治疗方案大不相同，所以要做胃肠造影、胃镜、肠镜等对胃肠道进行全面检查。乳腺检查也是必要的。

所以，初步诊断为卵巢癌后，还是要做许多检查，不能贸然地手术或化疗。当然，并不是每位患者都必须进行上述每一项检查，医生会根据患者的情况，帮助患者选择合适的检查项目。

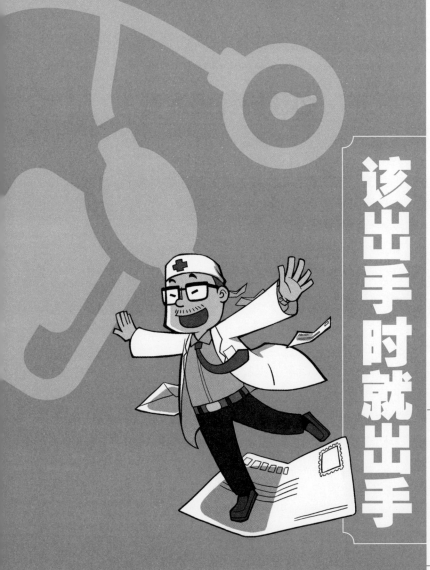

该出手时就出手

治疗篇

PART 1　住院治疗，患者和家属要知道的那些事

住院前，必要的物质准备

经过复杂的检查，如果确定真的患上了妇科恶性肿瘤，多数患者都是需要住院治疗的。住院之前，有些准备必须做好。

为了让自己在住院治疗的整个过程中可以更加安心，住院前需要先安排好家庭和工作。比如家里的孩子、老人，都需要有合适和足够的人手来照料，工作也需要与同事做好交接。

有时，难免会遇到一些特殊情况，比如住院时间会比预计长，而且出院后也不能立刻回到众多的家务和繁忙的工作中，因此需要将住院的时间尽量留得充足。

住院前，要备好住院期间所需的财物，根据财物的准备方式不同，大致可分为以下三类：

不可替代的物品，一定要记得从家中带到医院的，包括各种证件（如身份证、医保卡等）、银行卡、少量现金、手机和充电器等。

最好从家中带到医院，但若遗忘了个别物品，可以临时在医院附近小店购买的，主要是必要的生活用品（如晾衣架、保温杯、换洗内衣、牙膏、牙刷、洗发水等）。

事先可以不用准备，住院后可以根据护士指导，随时在医院附近的小店购买的，包括洗脸盆、毛巾、卫生巾等。

住院治疗要准备这些物品

1. 证件(如身份证、医保卡等)、银行卡、少量现金、手机和充电器等。
2. 晾衣架、保温杯、牙膏、牙刷、洗发水、换洗内衣等。
3. 洗脸盆、毛巾、卫生巾等。

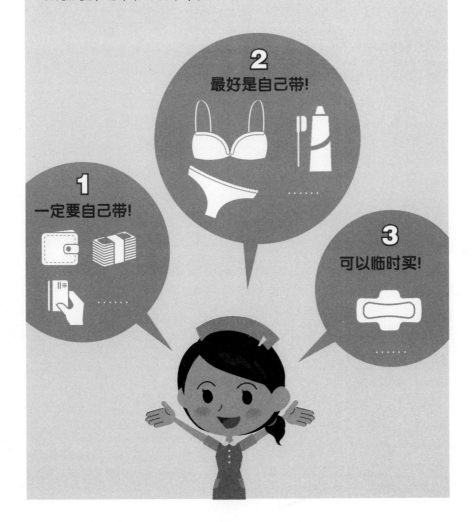

这一次住院，要住多久

通常情况下，住院刚刚开始时，主诊医生就会告知病人和家属关于这次住院的大致情况，如住院需要住多久、什么时间安排手术等。

一般来说，如果是采取宫腔镜、腹腔镜等创伤相对较小的方式进行的手术，住院时间稍短一点；如果是采取开腹的方式进行手术，住院时间会更长一些，但通常2周左右可以出院。

当然，每位病人的具体情况不尽相同，有时通过手术，也可能会发现一些之前没有预料到的情况，因此实际住院的时间可能会比住院前预想的时间更长，所以需要提前安排好生活和工作。

住院中，让自己保持轻松、愉快

住进医院，特别是想到不久之后自己将接受手术、放疗、化疗等治疗方案，患者难免会比较紧张。这时，拿几本自己喜欢的书，或者在不影响同病房其他患者的前提下用耳机通过手机、电脑等看视频、听音乐，可以帮助患者尽可能地放松自己。

每位患者的病情、手术方案、术后伤口疼痛程度、体力恢复等都会存在差异。所以，手术后，不要和其他病友比较，也不要勉强自己，一点点地做自己力所能及的事情，争取早日康复。

另外，住院期间，如果有什么疑问、不适、要求，千万不要恐惧，可以及时地询问主诊医生或者向护士、护工求助。

小物件，陪伴住院的时光

除了上文中提及的住院必备品外，如果住院时带上下面这些东西，会让住院生活更愉快。

自己喜欢的书、电脑、有视频功能的手机：可以帮助消磨时间。

笔记本、笔：可以记录需要记录的信息；将住院期间的经历、感受都记录下来，也是不错的体验，而且会成为日后珍贵的回忆。

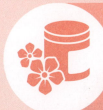

护肤品：即使患上癌症，也还要好好地生活，如果日常有使用护肤品的习惯，那么不用因为住院而改变，在住院的日子里，正适合放松心情，好好保养皮肤。当然，除基础护肤品之外的化妆品暂时就不要使用了。

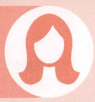

假发：如果需要接受化疗，会引起脱发。如果比较介意，可以在开始化疗前准备好假发。

PART 2 ▷ 患者可能遇到的治疗方法

综合考虑，才能选择正确的治疗方法

被诊断为妇科恶性肿瘤后，最重要的事就是选择合适的治疗方法。

根据癌症的类型或者进展程度等不同，治疗方法的效果也有很大差异。

医生会根据癌症的分期、组织类型、分化程度、患者年龄、是否有怀孕意愿等综合考虑后，再确定治疗方法。

在开始治疗之前，医生会对患者解释说明治疗的具体方法、目的、优缺点、并发症等。

患者充分理解这些内容，进行判断并接受后才会开始治疗。

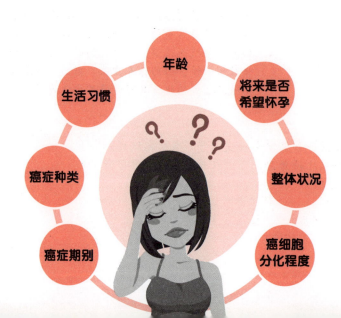

妇科恶性肿瘤，治疗常用这些方法

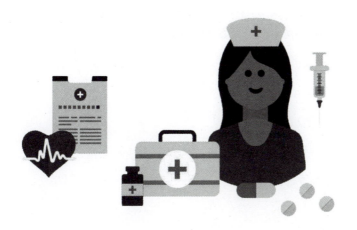

每位患者的具体治疗方案可能不太相同，但是从整体来说，治疗妇科恶性肿瘤的方法主要有以下几种：

 手术

宫颈癌、子宫内膜癌、卵巢癌早期均首选手术治疗。手术可以切除干净病灶，预后也比较好。但是，中晚期的妇科恶性肿瘤，手术很难将肿瘤完全切干净，必须辅以化疗或（和）放疗等，以尽可能地消灭癌细胞。

化疗

在医学上,化疗的正式名称是"化学药物治疗",化疗就是将具有对抗癌细胞作用的药物应用到患者体内,使其发挥作用。目前化疗药物已有50余种。

在手术之前或手术之后,均有可能需要接受化疗,化疗起到的是缩小病灶、加强治疗效果的作用;另外,有些晚期患者,已失去手术治疗机会,接受化疗可帮助控制病情。

放疗

其医学名称是"放射性治疗",是利用放射线来照射癌细胞,从而对抗、杀灭癌细胞。

多数情况下,放疗是治疗癌症的辅助方法。但是,和其他癌症不同,对于宫颈癌,放疗可起到根治的效果。子宫内膜癌术后,患者可能需要接受放疗。宫颈癌手术前放疗可以减少手术操作过程中癌细胞的扩散,手术后放疗可以消灭手术未能切除干净的残存癌细胞。

中西医结合治疗

以上三种是目前治疗妇科恶性肿瘤的主要方法,但均有其局限性,中医药和现代医学相结合,可以取长补短,提高疗效。可应用中医药与手术、放疗、化疗等配合治疗,对控制肿瘤、缓解症状、减轻治疗过程中的不良反应等有明显效果。

新疗法

此外,亦有一些新的治疗方法,如免疫治疗、基因治疗、体腔热灌注、食物放疗、心理干预、康复物理治疗等。

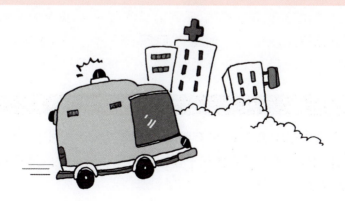

PART 3
配合医生，让手术更完美

做手术，可能出现的问题

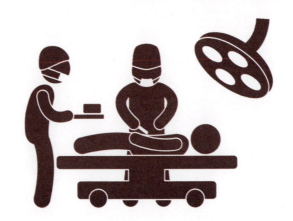

根据患者的情况不同，手术时需要切除的组织、部位也不一样。但一般来说，无论是宫颈癌、子宫内膜癌，还是卵巢癌的手术，手术的范围都比较大，所以手术时都有可能引起一些创伤（医学上的专业术语叫作"并发症"）。以下是相对常见的可能出现的创伤。

损伤脏器

子宫位于盆腔中央，前有膀胱，后有直肠，其周围还有许多盆腔大血管，因此，手术有可能损伤子宫周围脏器。最常见的是损伤肠管、膀胱、输尿管。

手术时或手术后出血

由于子宫周围血管众多,因此在手术过程中可能损伤血管、造成出血。手术后出血可能在手术结束后数小时到数日内发生,但这种情况相对比较少见。如果发生了术后出血,有可能需要再次经阴道或剖腹进行止血。

感染

由于手术创伤大,妇科恶性肿瘤患者全身免疫功能较差,容易发生感染,感染部位可能是盆腔、泌尿系统、伤口等。可表现为高热、感染部位的相应症状。如果伤口出现感染,会导致伤口愈合不良,可能需要二次手术缝合。

静脉血栓形成及栓塞

部分患者手术后可能形成静脉血栓,其中的3%~5%可能进一步发展至肺栓塞阶段,从而危及生命。

盆腔淋巴囊肿

手术过程中,如果接受了淋巴结清扫,术后盆腔内就有可能形成淋巴囊肿。小的淋巴囊肿一般没有症状,大的淋巴囊肿则会引起下肢不适、水肿。这种症状多在手术后数月出现。

手术前日，这些准备工作需要患者配合

手术的过程主要由医生来完成，每一位医生都会尽自己最大的努力，把手术做好。但手术能不能做好，绝不仅仅取决于医生。想要手术成功，手术过程安全，患者和家属的配合亦不可少。

在手术前一天，患者和家属需要配合医生、护士做好以下准备工作。其中，腹部、会阴部皮肤准备、阴道准备、灌肠、药物敏感试验、备血、量体温等工作，护士会帮助或指导患者完成，患者和家属给予配合和理解就好。

腹部、会阴部皮肤准备

将手术切口区域及邻近区域的汗毛、阴毛剃干净。把手术区域彻底清洗干净，特别是肚脐，要特别留意、仔细清洗。

阴道准备

擦净阴道内分泌物，用消毒溶液冲洗阴道。患阴道炎者，手术前3天开始冲洗，冲洗后放消炎药，每日1次。将要接受广泛全子宫切除术的患者，手术前可能需要在阴道内填塞纱布。

灌肠

将要接受子宫切除术的患者，手术当日早晨需要用肥皂水灌肠1次。将要接受广泛全子宫切除术的患者，手术前日晚上与手术当日早晨需要各用肥皂水灌肠1次。

药物敏感试验

需要做好各种药物敏感试验,以了解手术中、手术后可能用到的药物会不会过敏。

备血

手术中有出血的风险,手术前会为患者抽血做血型、血交叉检查,通过血库准备适量血,以备手术过程中使用。

观察体温、脉搏、呼吸、血压变化

手术前 1~3 天,护士会观察患者的体温、脉搏、呼吸、血压情况,如果发现异常可能会暂缓手术。

饮食

手术前 8 小时起开始禁食,手术前 6 小时起开始禁饮。

睡眠

手术前一天晚上,一定要保证充足、优质的睡眠。有些患者可能会因过度紧张而失眠,这时可以及时地告诉医生"我睡不着",医生会根据患者的情况,让患者服用催眠药物。

小知识

不要为了急着做手术,而向医生隐瞒真实情况

手术当天,如果患者突然出现一些意外情况,有可能就不适合手术了。比如月经来潮,突发的体温升高,没有按照医生的要求严格禁饮、禁食等。此时,要将自己的实际情况诚实地告诉医生,切不可因担心手术被延期而向医生隐瞒实情。患者在并不适宜手术的身体条件下接受手术,有可能会危及生命。

手术之后，这些护理过程需要家属参与

手术后的护理，直接关系到手术的效果和患者身体的康复。医院会有专业护士对病人进行护理，但每位护士需要同时照看多位患者，在生活的细节上可能对患者照顾不够，因此为了让患者得到更精细的护理，护士需要得到家属的配合。

体位

全麻患者尚未完全清醒前，需要专人全程守护，以防发生意外。回病房后，根据麻醉方式的不同，患者至少需要去枕平卧6~12小时。

如果患者情况稳定，手术后第二天可采取半卧位。

如果身体条件允许，患者应在床上积极活动身体：每15分钟运动1次腿部；每2小时翻身、做深呼吸1次。

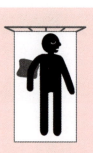

去枕平卧，头转向一侧，稍垫高一侧肩，以防窒息

体温

手术后1~2天，患者体温稍有升高是正常现象，但不应高于38.5摄氏度。如果发现患者比较烫，应通知护士来测体温，若体温超过38.5摄氏度，应立即告诉医生。

体温超过38.5摄氏度，立刻告诉医生

尿量

手术后每小时尿量应在 50 毫升以上，根据手术方式不同，可能需 1~10 天或更长时间才拔除尿管。留置尿管期间，护士会定时来为患者清洗外阴。

尿量每小时50mL以上才达标

止痛

一般手术后 24 小时手术切口处疼痛最明显，医生会根据患者的情况，给予镇痛泵、止痛药等。如果 24 小时之后，疼痛没有减轻反而加重，需要及时告知医生。这可能提示手术切口出现了血肿、感染等异常情况。

明显的疼痛不超过24小时

PART 4 ▶ 身体能不能承受放疗、化疗之痛

放疗的副作用**因人而异**

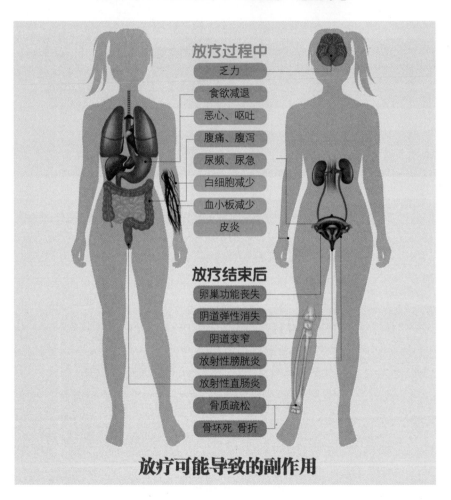

放疗可能导致的副作用

放疗会导致出现一些副作用，但副作用出现的程度和表现出的具体症状则存在很大的个体差异。

有些人可能几乎感觉不到有什么副作用的出现，有些人感受到的副作用症状则非常严重，甚至需要专门的治疗。

没有人会提前知道哪些人容易出现副作用，哪些人不容易出现副作用，只有等到治疗结束之后才会得到答案。

因此，医生也只能尽可能地注意减少副作用的出现，减轻已经出现的副作用。如果副作用太严重，也可能中止治疗，观察一段时间。但是多数患者实际出现的副作用都没有想象中的严重，因此事先不必过分担心。

有些副作用是在放疗过程中出现，有些是在治疗结束一段时间后才会出现。

放疗过程中容易出现的副作用

在放疗过程中,或者放疗刚刚结束后不久,容易出现以下副作用。

 全身反应:乏力、食欲减退、恶心、呕吐等。

 胃肠反应:肠鸣、腹痛、腹泻、黏液便或(和)血便等。

 泌尿系统反应:尿频、尿急、血尿等。

 血象改变:白细胞减少、血小板减少等。

 皮肤反应:皮肤发红、脱皮、瘙痒、毛囊扩张等。

放疗结束后容易出现的副作用

有些副作用是在放疗结束较长时间后才出现的,一般发生于放疗6个月后,有些甚至会在放疗结束数年后才出现,常见的有以下几种。

接受放疗的部位出现组织纤维化

常见的有阴道纤维化、卵巢纤维化、盆腔血管和淋巴纤维化。出现阴道纤维化时,阴道弹性消失、阴道变窄;卵巢纤维化时,卵巢功能会消失,患者会出现围绝经期(更年期)症状;盆腔血管和淋巴纤维化时,血管、淋巴管闭塞,可引起水肿、疼痛。

放射性直肠炎

轻者表现为少量便血,中度者表现为便血量多、下坠感、大便次数增多、有黏液,严重者可出现阴道直肠瘘。

这种副作用多出现在放疗后6个月~2年内,多数患者会在放疗后3年左右缓解或恢复。

放射性膀胱炎

轻者表现为偶发性血尿;较严重者则反复发作,有时伴尿急、尿痛、尿频。

这种副作用多出现在放疗结束后的1~6年,多数患者需要经过4年或更久时间才会恢复。

放射性骨炎

表现为骨质硬化及骨质疏松,严重者会出现骨坏死或骨折。

药物种类和个体差异不同，
化疗副作用不同

用化疗的方法对抗癌症，一般都会出现副作用。这是因为抗癌药物不仅可以摧毁癌细胞，同时也会损伤正常细胞。

使用不同种类的抗癌药物，相对容易出现的副作用也各不相同。

不管使用哪种抗癌药物，副作用也都会有个体差异。

但绝大多数的副作用，都会随着抗癌药物的停用而逐渐消失。此外，现在有许多药物和方法，可以减轻化疗副作用，因此没必要过分地害怕化疗。

化疗的常见副作用

虽然使用不同种类的化学抗癌药物，出现的副作用可能各不相同，但主要且常见的副作用有以下几种。

造血功能障碍

多数抗癌药物都会对骨髓造血细胞产生影响，因此白细胞、血小板、红细胞可能会减少。而白细胞和血小板减少，有可能是致命的。

白细胞的减少，会引起抵抗力下降，容易引起感染、发热等。

血小板的下降，会引起凝血功能的下降，牙龈、皮下、内脏等受到刺激就会很容易出血。

红细胞的减少，则会引起贫血。如果发生了贫血，身体就会变得很疲倦、很乏力。

消化道反应

其中最常见的症状是恶心、呕吐。化疗药物引起恶心、呕吐，在不同的患者身上，程度差别很大。有些人会强烈呕吐、痛苦不已，有些人的症状却很轻微。

此外，消化道的反应还包括口腔溃疡等。

肝损害

多数的化疗药物对肝脏都有一定的损伤。如果抽血进行检查，会发现血液中谷丙转氨酶（GPT）的数值升高。

皮肤反应

化疗引起的皮肤反应，最常见的是脱发。除了头发会脱落外，阴毛、腋毛也会脱落。不过不用担心，一般停止治疗后，无须任何治疗，毛发会重新生长出来，而且长得更好。

此外，皮疹、皮肤色素沉着也是化疗的常见副作用。

局部刺激

有些化疗药物如果渗漏到血管外,会刺激周围组织而引起硬结、疼痛,这种情况在使用更生霉素、常春新碱、氮芥等药物时最为常见。

其他副作用

有些化疗药物会对心脏、肾脏造成损害。

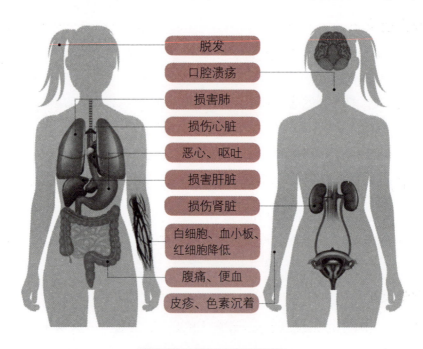

化疗可能导致的副作用

化疗常见副作用的解决对策

改善造血功能障碍

最需要重视的是白细胞减少。白细胞减少到一定程度时,患者需要使用促进白细胞生成的药物;白细胞减少到极少程度时,患者需要转移到单人病房。

血小板和红细胞减少到极低水平时,需要进行输血。

改善消化道反应

轻度到中度的恶心、呕吐等,可以服用镇静药、催眠药,睡眠充足时,症状会有所减轻;严重的恶心、呕吐,可以服用甲氧氯普胺等止吐药;如果恶心、呕吐极其严重,已不能进食,可以接受静脉补液。

如果发生了口腔溃疡,可以用冰硼散、复方珍珠散搽抹患处。

如果出现了腹痛、便血等症状,应吃半流质或流质食物,同时服用帮助消化的药物(如颠茄合剂)。

改善肝损害

出现肝损害时,医生可能会暂时停止化疗。同时需要加用护肝药物及多种维生素。

改善局部刺激

可以在局部进行冷敷(千万不要热敷)。

PART 5 当妇科恶性肿瘤遇上中医

哪些问题，中医能解

手术、放疗、化疗是治疗妇科恶性肿瘤最主要的三种方法，可谓"三剑客"。而我们身边，对付妇科恶性肿瘤，还存在着另一种方法——中医中药。对于这种方法，不同的患者、家属往往有着不一样的态度：或不屑，或神化，或置疑，或坚信。

治疗妇科恶性肿瘤，中医究竟能起到什么作用？患者、家属如何认识、接受中医治疗，才能从中受益？

中医无"神方"

"医生，铁树、半枝莲、红豆杉、蛤蟆能不能抗肿瘤，我能不能吃……"许多病人喜欢拿着网上或坊间流传的各种"偏方"、"秘方"来咨询医生。也有病人放弃原来效果很不错的治疗，跑去吃偏方治病。

这是一个很大的误区。

中医的精髓是"辨证论治"，所以可以肯定地讲，"中医无偏方"——没有一个方子适合任何一个人，或一个方子解决任何问题。

在妇科恶性肿瘤治疗的过程中，中医药是一个动态的治疗过程。如放疗期间，中医主要以"益气养阴"为主；化疗期间则偏重"健脾益气"，都不适合大量"以毒攻毒"的中药。等放疗、化疗结束后，处于稳定期的病人,在"扶正"的基础上,可以适当应用抗肿瘤的中药,以预防转移和复发。

"一张药方走遍天下",不符合辨证施治的宗旨。

中医无"神医"

没有偏方,总该有神医吧?很多人都寄希望于有"独门秘籍"的"神医"身上。

在医院,经常有人派这些"神医"小广告:一贴灵、救命丹、癌去快、中药一绝、清宫秘制、政府专供、欧美秘药、卫生部特批、火星计划、纳米技术……各种说辞,琳琅满目。

此外,有一些人治妇科恶性肿瘤,也会故弄玄虚,搞得很神秘。这些所谓的"老中医",一般都没有经过正规的中医教育,也没有传统的师带徒或家承中医传统,更没有职业资格,甚至不能称之为"大夫"。

这些问题,中医能解

中医不是"神医",但中医亦有自身的优势。患者若属以下情况,接受正规、合理的中医治疗,可以获得帮助。

对妇科恶性肿瘤放疗、化疗中的患者,进行减毒增效,提高放疗、化疗的疗效,减少放疗、化疗的不良反应。

对妇科恶性肿瘤手术、放疗、化疗后的患者进行扶正治疗。

对不适宜手术、放疗、化疗的妇科恶性肿瘤患者,尤其是晚期患者,中医中药可作为主要治疗方法。

对妇科恶性肿瘤的伴随症状(如失眠、潮热、疲乏、胃口差、疼痛等)进行治疗。

中医能解决这些问题

中医非"神话",但中医亦有自身的优势。以下难题,看中医或可获得较好疗效。

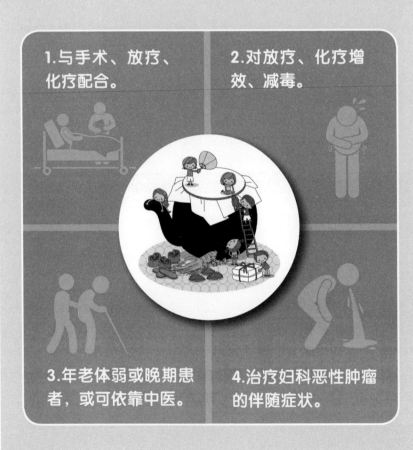

1. 与手术、放疗、化疗配合。
2. 对放疗、化疗增效、减毒。
3. 年老体弱或晚期患者,或可依靠中医。
4. 治疗妇科恶性肿瘤的伴随症状。

PART 6 ▶ 宫颈癌不同时期的治疗方法

0期~Ⅱb期，主要采取手术治疗

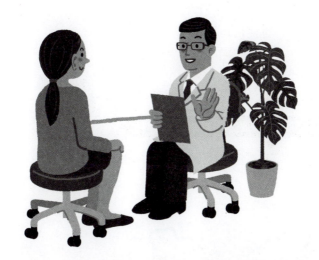

宫颈癌患者的病情如果处于0期、Ⅰa1期、Ⅰa2期、Ⅰb期、Ⅱa以及Ⅱb期的某个阶段时，首选的治疗方法为手术治疗。

其中，0期、Ⅰa1期的患者，需要接受"全子宫切除术"；Ⅰa2期的患者则需要接受"次广泛全子宫切除术＋盆腔淋巴结清扫术"；Ⅰb期、Ⅱa、Ⅱb期的患者，需要接受"广泛全子宫切除术＋盆腔淋巴结清扫术"。

宫颈癌手术切除范围

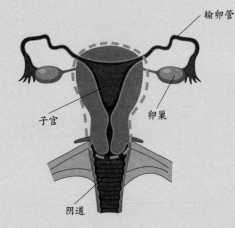

0～Ⅰa1 期
全子宫切除术
切除子宫颈、子宫体

输卵管
子宫
卵巢
阴道

Ⅰa2 期
次广泛子宫切除术 + 盆腔淋巴结清扫
切除子宫颈、子宫体、阴道（不超过2厘米）、子宫韧带（不超过2厘米）

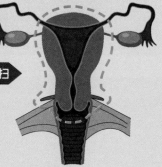

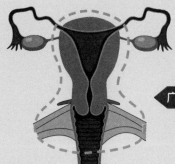

Ⅰb～Ⅱb 期
广泛全子宫切除术 + 盆腔淋巴结清扫
切除子宫颈、子宫体、阴道（2厘米以上）、子宫韧带（2厘米以上）

小知识

什么是淋巴清扫术?

我们体内处处布满了血管般的淋巴管,这些淋巴管中流淌着淋巴液。淋巴液最终合并到静脉,回流到心脏。在淋巴管的重要部位,长着如关卡般的淋巴结。

癌细胞很容易通过淋巴结转移。因此,有时需要将癌变病灶所属的淋巴结以及淋巴管摘除,这种手术叫作"淋巴清扫术"。

淋巴清扫术可以防止复发,同时通过对摘除的淋巴结进行检查,可以了解是否发生了淋巴结转移,对术后治疗有指导意义。

Ⅱb期~Ⅳb期,放疗是根治方法

"如果不能手术,恐怕就没什么(治愈)希望了。"对于癌症治疗,许多人都有这样的印象。

多数癌症的确如此,但宫颈癌是个例外。对于Ⅱb期及以后各期宫颈癌患者而言,放射治疗(即放疗)是首选的、可根治癌症的方法。不经过手术,只进行放疗,并在需要时配合化疗,不同病情的宫颈癌患者5年生存率平均为:Ⅱ期82.7%,Ⅲ期63.6%,Ⅳ期26.6%。

放疗一般有两种方法。

一种是放射线从体外朝着病灶进行照射的"外部照射";另一种是在病灶中放入能够产生放射线的物质,在更为接近病灶的位置上进行照射的"体内照射"。

一般是同时使用外部照射和体内照射。

当然,放疗只是局部疗法,如果癌症已经发生了转移,就需要配合对全身进行治疗的化学药物治疗(即化疗)方案。

PART 7 子宫内膜癌不同时期的治疗方法

Ⅰ期，以手术治疗为主

手术是治疗子宫内膜癌最主要、最有效的方法。只要没有生育需求，只要身体和病情允许，那么请不要犹豫，勇敢地接受手术吧。

经过检查，如果确定子宫内膜癌属于Ⅰ期，病变只存在于子宫体，一般来说，手术切除范围包括整个子宫、双侧的输卵管、双侧的卵巢（医学上称之为"全子宫切除术＋双侧附件切除术"）。

手术过程中，医生还会进一步地检查，如果有需要，还会在以上切除范围的基础上，切除盆腔淋巴结（医学上称之为"盆腔淋巴结清扫术"）。

一般情况下，Ⅰ期子宫内膜癌患者单纯接受手术治疗即可获得根治，不需要接受化疗、放疗。

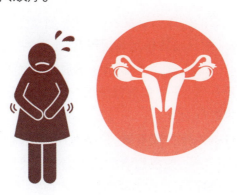

Ⅱ～Ⅲ期，需同时接受手术和放疗、化疗

子宫内膜癌的病情发展到Ⅱ期以上阶段，多数患者都需要接受手术治疗再加上化疗、放疗。通过这样的方法，五年生存率比单独接受手术治疗有所提高。

手术切除的范围相比于Ⅰ期子宫内膜癌会更加广泛，通常情况下，需要切除整个子宫、一部分的子宫韧带、双侧的输卵管、双侧的卵巢、一定长度的阴道、盆腔淋巴结（医学上称之为"广泛性全子宫切除术＋双侧附件切除术＋盆腔淋巴结清扫术"）。

手术过程中，医生还会进一步检查，如果有需要，还会在以上切除范围的基础上，切除腹主动脉淋巴结（医学上称之为"腹主动脉淋巴结切除术"）。

Ⅳ期，可以尝试化疗、放疗

子宫内膜癌的病情如果发展到Ⅳ期，治愈会非常困难。

此时，癌细胞已经转移到邻近器官（比如膀胱、直肠），或者转移到很远的地方（比如肺、骨骼、肝脏），手术显然已经不再适用了。

为了控制病情，医生会根据患者的具体情况，采取化疗、放疗、激素治疗等方式进行治疗。

如果这样的治疗方案有效，病情有所好转，经过一定周期的治疗后，医生会重新判断，如果患者的病情好转到可以接受手术治疗的程度，才会采取以根治为目的的手术。

子宫内膜癌手术切除范围

0～Ⅰ期

全子宫切除术 + 双侧附件切除术

切除整个子宫、双侧输卵管和双侧卵巢

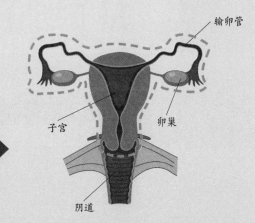

Ⅱ～Ⅲ期

广泛性全子宫切除术 + 双侧附件切除术 + 盆腔淋巴结清扫术

切除整个子宫、部分子宫韧带、双侧输卵管、双侧卵巢、一定长度的阴道和盆腔淋巴结

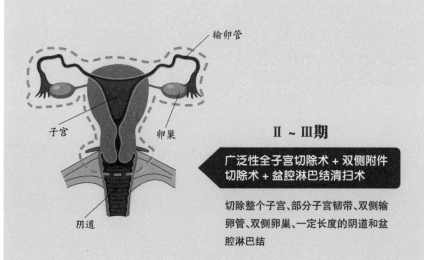

PART 8 ▶ 卵巢癌不同时期的治疗方法

Ⅰa期、Ⅰb期，**手术可治愈**

经过各种检查，如果已经被医生初步判断病情处于早期阶段，那么，手术是当下最重要的事情。

做手术有两个目的：一是通过手术，对卵巢、卵巢的临近组织和器官、淋巴结等进一步仔细检查，进一步明确卵巢癌的病情进展程度如何（卵巢位于盆腔深处，只有通过手术，才能准确判断病情）；二是进行治疗。

如果通过手术获得了以下确切的结论：卵巢癌的病情处于Ⅰa期或Ⅰb期阶段，并且癌细胞属于高分化类型，那么单纯地接受手术治疗即足够。

虽然这个时期，卵巢癌的病情尚处于早期阶段，但是，为了治愈，手术切除的范围是较大的。通常情况下，需要切除整个子宫、双侧的卵巢、双侧的输卵管、大网膜、阑尾、盆腔淋巴结、腹主动脉淋巴结。

Ⅰc期、Ⅱ期，要加上化疗

如果经过手术，判断卵巢癌的病情属于Ⅰc期或Ⅱ期的任何阶段，除了需要像Ⅰa期、Ⅰb期那样，要将整个子宫、双侧的卵巢、双侧的输卵管、大网膜都切除，尽量确保把癌症病灶切除干净，手术后还需要进行化疗。

Ⅲ～Ⅳ期，可以尝试化疗

一般来说，Ⅲ～Ⅳ期卵巢癌患者，需要先通过手术，尽可能地去除癌组织、减少癌细胞数量，再配合有效的抗癌药物进行化疗。

但是，卵巢癌的病情发展到Ⅲ～Ⅳ期这样的晚期阶段，一般情况下，预后是非常不好的。五年生存率Ⅲ期约为30%，Ⅳ期约为10%。

PART 9 妇科恶性肿瘤的"生"机

能不能生育，看妇科恶性肿瘤的种类和分期

患上妇科恶性肿瘤，如果年纪较轻，未曾生育，以后还有没有孕育宝宝的希望呢？

这需要结合癌症的种类和病情进展的严重程度，综合考虑。

患者需要在治疗开始之前，将自己未来希望生育的愿望告诉医生，医生就会在可能的情况下，尽量帮患者保留子宫、卵巢。但是，接受这样的治疗方式，意味着患者需要接受和承担更多一些的复发、转移的风险。

但是，很多时候，根据癌症的种类和病情分期，为了挽救患者的生命，确实没有办法保留子宫、卵巢，此时患者应该配合医生，优先考虑治疗，毕竟没有任何一件事情，会比珍惜现存的生命更加重要。

以下三节，将详细讲述在什么情况下，宫颈癌、子宫内膜癌、卵巢癌患者可以保留生育功能，以及为保留生育功能可采取的治疗方法。

宫颈癌：0～Ⅰ期可保留子宫

如果宫颈癌分期为 0 期，通过采取宫颈锥切术，有可能保留子宫。

如果宫颈癌分期为Ⅰa期、Ⅰb期，可以尝试"根治性宫颈切除术"这种能够保留子宫的手术。

这种手术将保留子宫体部，切除一部分子宫颈部和一部分阴道，同时切除子宫周围的韧带，最后将子宫体部和阴道直接缝合起来。

0 期宫颈采取"宫颈锥切术"，Ⅰa期、Ⅰb期患者采取"根治性宫颈切除术"，这两种情况，都不是以治愈宫颈癌为首要目标的，而是一种在将来可能存在一定程度的复发、转移风险前提下，保留怀孕能力的新型手术。

如果需要接受这样的治疗方案，更重要的是治疗后的随访和管理，因此治疗前后，需要更仔细地和主诊医生沟通。

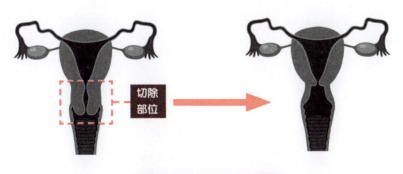

根治性宫颈切除术

子宫内膜癌：Ⅰa期可保留子宫、卵巢

子宫内膜癌的治疗，一般是采取手术切除整个子宫、两侧的输卵管、两侧的卵巢、盆腔淋巴结、腹主动脉淋巴结的方式。

如果子宫内膜癌的病情分期为Ⅰa期，并没有子宫肌层浸润，经过诊刮术检查，确定子宫内膜癌为Ⅰ型、癌症的病理类型、组织学分级是"高分化腺癌"，那么可以把自己未来非常渴望生育的愿望告诉医生，医生会尝试为患者进行内分泌治疗。

在接受内分泌疗法的过程中，患者需要每3个月到医院接受1次子宫内膜检查，直至医生确认，内膜癌病灶已经完全缓解。患者完成生育后，根据具体情况，医生可能会建议切除子宫。

另外，内分泌疗法并非对每位Ⅰ型Ⅰa期G1子宫内膜癌都有效，如果通过内膜检查，发现持续治疗时间已达3~6个月，而治疗效果不理想，就必须接受手术治疗，切除子宫、卵巢。

年轻的子宫内膜癌早期患者，也可以尝试保留卵巢的手术，以达到改善手术后生活质量的目的。

卵巢癌：Ⅰa期可保留子宫、健侧卵巢

卵巢癌的治疗，基本上都是需要切除子宫、两侧卵巢和输卵管、大网膜的。

如果充分确认，卵巢癌的分期处于Ⅰa期，此时癌细胞仅停留在单侧卵巢，没有扩散到除了卵巢之外的任何地方，可以仅切除癌变一侧的卵巢、输卵管，以及部分大网膜，保留没有癌变一侧的卵巢、输卵管，以及子宫。

这些情况，将来还有怀孕希望

宫颈癌
0期：宫颈锥切术
Ⅰ期：根治性宫颈切除术

子宫内膜癌
Ⅰa期无肌层浸润、高分化腺癌：宫腔镜手术+内分泌治疗

卵巢癌
Ⅰa期：切除单侧卵巢、输卵管、部分大网膜

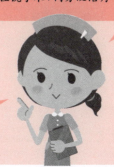

经典答疑

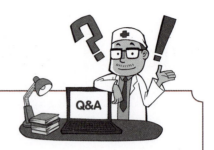

◆**问**：医生推荐我接受药物临床试验，应该同意吗？

答：为了促进新药诞生，在前期实验确认其安全有效后，必须在临床患者中确认其效果和安全性。在临床试验的专业人员（如医生等）的严格管理下，在医院进行的新药的治疗活动就是临床试验。

对于那些现有药物无法治愈的疾病，由于是值得期待的、可能比现有药物疗效更好的新药，病人可以通过参加试验，期待现有药物所无法达到的治疗效果。

但是，另一方面，也可能出现意想不到的不良反应。

尽管如此，参加试验的患者多数可以获得更好的治疗效果，因为进入了试验，即统一管理，可以提高诊断准确性，癌症出现复发或转移也能更及时地发现，而且临床试验的药物、检查、治疗等通常是免费或价格优惠的。

在接受临床试验前，需要细心听取医生的意见，自己仔细考虑后再做决定。如果自己认为不合适，也可以随时终止并退出。

◆问：体腔热灌注化疗是怎么回事？

答：将含有化疗药物的灌注液经过精确控温，恒温充盈腹腔、盆腔等体腔，并循环灌注一定时间，这就是体腔热灌注化疗。

这种方法多在治疗卵巢癌时被使用，这是因为许多卵巢癌患者都存在癌细胞在腹腔内种植性转移的情况，而腹腔热灌注化疗对治疗和预防癌细胞的腹腔种植性转移有较好的效果。

如今，这一方法被越来越多地应用在宫颈癌和子宫内膜癌的治疗方面。

宫颈癌和子宫内膜癌，以阴道残端与盆腔复发最多见。可能是手术超声刀的雾化水汽让癌细胞到处飞，这些癌细胞肉眼不能看见，被播散在盆腔、腹腔中。尤其是淋巴清扫术后遗留少量癌细胞，这些残留在盆腔、腹腔内的肉眼无法看见的微小的癌细胞，会逐渐"生根"，从而造成癌症的复发。

因此，宫颈癌和子宫内膜癌术后，在微小癌细胞尚未在盆腔、腹腔"生根"之前，就采取体腔热灌注化疗，便可将它们及时杀灭，从而最大程度阻止癌症复发。通常手术后3天之内，微小癌细胞的"根基"尚不牢固，这是杀灭它们的最佳时机，因此若接受体腔热灌注治疗，需要赶在术后3天内。临床上，一般是在手术结束后、患者未下手术台前，立即进行体腔热灌注治疗。

◆问：切除子宫也可以不用剖开腹部吗？

答：目前，切除子宫有三种方式：开腹、经阴道、腹腔镜。其中，后两种手术方式，都是不用开腹的。

经阴道：就是通过阴道这个人体自然存在的通道来进行手术。这种手术，腹部没有切口，对患者的身体损伤小，恢复快，属于微创手术。

腹腔镜：通过在腹部切开3~4个0.5~1厘米的小口，在切口中放入带有摄像系统的腹腔镜镜头和专用手术器械，来切除子宫。采用哪种方式来切除子宫，需要结合患者的病情、身体情况，医生的技术水平，医院的设备条件等综合判断。所以，最终能不能采取不开腹的方式完成手术，患者需要听取并尊重医生的意见。

◆问：长期、反复使用同一种抗癌药物进行化疗，效果会越来越差吗？

答：的确存在着这样的情况。临床上，有些患者使用某种药物进行化疗，开始时有一定疗效，但经过一段时间的化疗之后，这种药物对于患者的治疗效果降低或消失。不仅如此，如果换用另外种类的化疗药物，但是另外种类的药物和之前使用的药物有着相似的化学结构，很可能治疗效果也是不理想的。这就是医学上所说的化疗药物的耐药性。遗憾的是，在目前的科学技术和医疗水平下，并不能提前获知哪些患者在接受化疗后可能出现耐药；而一旦发生了耐药，也并没有很好的方法来逆转这种情况。但是，不要过于担心，对于大多数患者而言，化疗在相当长的时间内，都会是有效的治疗手段。

这样做，才健康

生活篇

PART 1 ▶
出院后，可能遇到的身体问题及解决对策

出院后，可能遇到这些身体问题

宫颈癌、子宫内膜癌手术后的患者，可能会出现排尿障碍。这是因为，宫颈癌Ⅰb期、Ⅱa期的患者，需要接受"广泛全子宫切除术"的治疗，这个手术需要切除或可能损伤盆腔内部分支配膀胱的神经。

宫颈癌、子宫内膜癌、卵巢癌患者接受了手术治疗后，可能出现排便障碍。具体的表现，可能是腹泻，也可能是便秘。但多数患者的症状是便秘。这是因为，手术可能会影响控制肠道蠕动的神经，造成肠道蠕动功能下降。

做了两侧卵巢摘除术者，由于不会再分泌雌激素，很可能出现卵巢功能衰退症状。其表现类似于更年期女性，会出现潮热、情绪低落、睡眠障碍、阴道干涩等症状。

另外，由于治疗（手术、化疗、放疗等）本身和患者心理因素的双重影响，不少女性在出院后会出现不同程度的性生活障碍。

不过，不用担心，从自己的身体情况出发，从日常生活着手，这些不适则能慢慢改善。

排尿障碍的**解决对策**

"广泛全子宫切除术"后出现的排尿障碍可能有以下表现。

1 没有尿意：小便存满了也不知道。

2 排尿困难：小便无法顺利排出。

这些症状造成的后果是，膀胱中残留的尿液太多，没有及时排出，容易引起泌尿系统的感染。如果出现尿频、尿急、尿液浑浊等症状，就说明可能发生了泌尿系统的感染，需要及时就医。

为了避免感染的出现，千万不要因为担心排尿困难而忍着不喝水，要保证充足的水分摄入，按时饮水；即使没有尿意，每隔一段时间也要去一趟厕所，通过挤压小腹，慢慢排尿。

另外，有些患者在出院后的一段时间内，还会出现漏尿的症状。不知不觉或稍受刺激，就有小便不受控制地流出来。

发生这种情况，则需要好好锻炼一下盆底肌。

三步练好盆底肌

尽可能每天坚持做3~6套盆底肌运动操(一套完整的盆底肌运动包括一组慢收缩和一组快收缩),可以帮助锻炼盆底肌。

第一步 寻

找到正确的盆底肌:先试着收缩阴道、直肠周围的肌肉,并努力抬升这些肌肉。就像同时憋住不撒尿和不放屁的那种感觉。

第二步 缩

正确收缩肌肉:肌肉正确的运动方向是向上、向里。收缩盆底肌,靠的是"内功",而不是外力。所以,训练时可以把手放在腹部和臀部,确保在运动时,肚子、大腿和臀部都保持静止。

第三步 替

快速收缩和慢速收缩交替进行。

慢收缩

慢收缩锻炼有助于增强盆底肌肉,协助控尿。具体方法是:
1. 提升盆底肌,数10秒。
2. 收缩盆底肌,数10秒。
3. 放松肌肉,数10秒。
4. 重复10次。

刚开始的时候,可能最多坚持1~2秒,但是别放弃,继续坚持,逐渐可以收缩得越来越久。

快收缩

快收缩锻炼有助于缓解受刺激后漏尿的症状。具体方法是:
1. 快速抬高盆底肌。
2. 收缩1秒。
3. 放松肌肉休息1秒。
4. 重复10次。

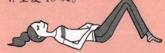

好习惯，改善排便问题

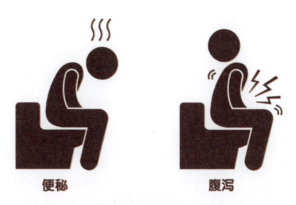

患妇科恶性肿瘤，接受了手术治疗的患者，出院后最容易出现的排便问题是便秘。

要改善便秘，首先应该从生活习惯入手。最重要的是饮食规律，正常、均衡地摄入各种食物。如果只吃些容易消化的食物（比如粥、面、米糊、汤水等），不容易增加大便量，大便就会很难排出。膳食纤维可以增加大便量，刺激大肠蠕动，所以适当地吃些富含膳食纤维的食物（如香菇、红薯、黑木耳等）很重要。

适度的运动也能刺激大肠蠕动，因此，在充分休息、不感到疲劳的前提下，可以做些力所能及的运动。

如果通过饮食、运动等，便秘还是无法缓解，可以把自己的情况告诉医生，医生会为患者推荐合适的有缓解便秘作用的药物，比如帮助大便软化的药物，促进肠道蠕动的药物。

这些食物，帮助缓解便秘

如果通过饮食调节，便秘的症状仍然毫无缓解，那么，请将自己的情况告诉医生，医生会帮助患者选择合适的药物。

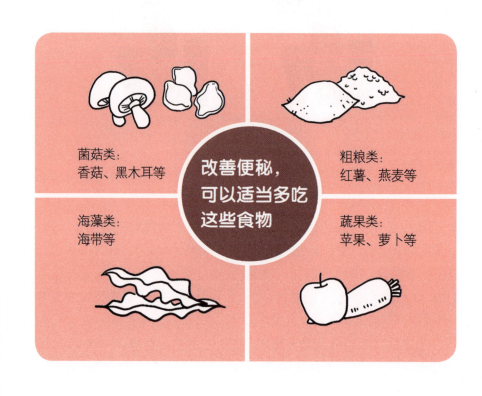

改善便秘，可以适当多吃这些食物

菌菇类：香菇、黑木耳等

粗粮类：红薯、燕麦等

海藻类：海带等

蔬果类：苹果、萝卜等

手术后出现腹泻，可以这样改善

和多数患者容易出现便秘相反，有少数患者手术后出现的排便问题是腹泻。

这种情况下，生活上首先要注意的是，摄入充足的水分。有些人认为，持续腹泻时，再多喝水会加重腹泻。其实不然。腹泻容易造成身体水分的大量流失，如果不及时补充水分，严重的情况可能造成脱水、水电解质紊乱。

饮食上，要吃营养丰富、清淡的食物。多吃蒸、煮等方式烹调的菜品，少吃煎炸食品。

如果腹泻症状严重，就需要及时向医生反映，请医生开适合服用的药物处方。

卵巢切除后的不适，**药物可改善**

如果治疗妇科恶性肿瘤的过程中被切除了卵巢，或者即使保留了卵巢，但是因受到放疗或化疗的影响，卵巢丧失了功能，卵巢便不能一如既往地分泌女性身体所必需的雌激素了。由于雌激素的缺失，女性身体就会出现像更年期那样的症状。

这些症状主要包括以下两类：

① 一是近期影响，由于血管舒缩功能障碍，出现潮热、盗汗；各种神经精神障碍，如失眠、焦虑、易怒及抑郁等；泌尿生殖道萎缩问题，像阴道干涩、排尿困难、反复性阴道炎等。

② 二是远期影响（几年后出现），主要是骨质疏松、心脑血管疾病、老年痴呆等。

改善这些问题，最有效的方法是补充身体所缺失的雌激素，患者需要在妇科医生的指导下，接受雌激素补充治疗。

性生活，不必太担心

无论接受的是哪一种治疗或采用多种治疗方式，一般情况下，治疗结束3个月后，即可开始性生活。

有些人会担心，性生活会引起伤口开裂等问题，事实上，手术后3个月以上，一般是不会出现这种情况的。

还有人害怕，性生活会碰触到癌变部位，导致癌症的复发、转移，这种担心也是不必要的。

不过，针对妇科恶性肿瘤的治疗，确实会对性器官造成一定的影响，但这些问题都是有解决方法的。

例如，接受"次广泛全子宫切除术"或"广泛全子宫切除术"的患者，阴道会因为有一部分被切除而变短。但是，如果还保留有一侧的卵巢，或者在切除了双侧卵巢的情况下，接受了雌激素补充治疗，在性生活时，阴道可以自然伸长。

但是，如果接受过放疗，阴道发生了硬化、萎缩，无论是否还保留有卵巢，或者接受雌激素补充治疗，都不能得到改善。这种情况下，性生活时可以使用润滑剂。

所以，患妇科恶性肿瘤的女性，其身体本身并没有什么不适合进行性生活的缺陷。更多的障碍则来自于心理。

那么，患者需要理解，性生活的意义不仅仅是生孩子，更是夫妻间感情的纽带。即便不可能获得和生病前同样质量的性生活，但是，不要追求完美，和伴侣好好地交流，让他了解自己的心情和体验，慢慢来，就会重新找到自己理想的性生活。

PART 2 ▶ 定期复查，必不可少

复发和转移多在**三年内发生**

已经被控制住的癌症，重新在原发部位附近出现，这称为癌症的复发。癌症从原发部位侵入淋巴管、血管、体腔等，迁移到身体的其他部位继续生长，形成与原发肿瘤同类型的肿瘤，则叫作癌症的转移。

妇科恶性肿瘤的复发和转移，90%以上都是在治疗后的三年内发生的。如果出现了癌症复发或转移的情况，一般而言，治疗会变得更加困难，治愈的希望会更加渺茫。

相反，尽量避免复发、转移的出现，或者让复发、转移的时间来得更晚一些，患者就会拥有更长久的生命和生活。

因此，治疗结束后的最初三年，是第一个关键时期，需要时刻提防癌症的复发和转移。

五年生存率的意义

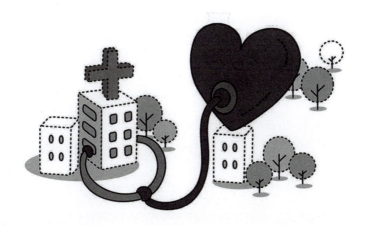

患上妇科恶性肿瘤之后,患者和家属通常会特别留意各种书报和网络信息中关于癌症的内容。"五年生存率"这个词语,就会常常被患者、家属所看到。

于是,不少患者、家属会极度紧张起来,对于很多中晚期的妇科恶性肿瘤,五年生存率本身已经不高,那么五年之后呢?生存的希望岂不更为渺茫?

实际不然。如同前文所说,治疗结束后的三年,是第一个关键时期,若能够平安地度过这三年,将预示着极好的未来。而治疗结束后的五年(或者说三年之后的两年),则是第二个关键时期,如果在五年内都没有出现复发和转移,那么五年之后会出现这种情况的概率就更低,预示着长久的、健康生存的希望。

宫颈癌的复查时间及复查项目

如同上文所说,三年、五年对于妇科恶性肿瘤患者而言,都是关键时期。因此,出院后,时刻留意自己的身体,并按照医生的要求做好复查、随访,是很重要的事情。身体出现任何不适,或病情有所变化(比如出现复发、转移等),通过复查可以及时知道。

下表列举了每次复查时可能涉及的检查项目。

检查项目	具体内容或检查目的
问诊	出院时的症状消失、减轻或加重,出院后有无新的症状,有无直肠刺激症状(里急后重、便次增多、腹痛、腹泻、黏液便、血便等),有无尿路刺激症状(尿急、尿痛、尿频、血尿等),放疗后是否坚持阴道冲洗
体格检查	锁骨上及腹股沟有无肿大的淋巴结,双下肢有无水肿
妇科检查	阴道黏膜及分泌物有无异常,阴道有无狭窄、变短、闭锁,阴道残端有无出血、溃烂、肿物等
细胞学检查	阴道细胞学及HPV检查,了解有无局部复发;CTC检测等,了解有无远处转移
影像学检查	盆腔B超、CT、MRI,了解有无盆腔淋巴结或周围组织转移;X线检查等,了解有无远处转移
膀胱镜检查	了解有无膀胱出血、溃疡、瘘管形成
肠镜检查	了解有无直肠出血、溃疡、瘘管形成

宫颈癌患者,从初次治疗结束后(从出院当日开始计),就需要开始定期复查和随访了。

最初的 3 个月,需要每月复查一次;
3 个月~1 年,每 3 个月复查一次;
第 1~3 年,每 6 个月复查一次;
第 3 年以后,每年复查一次。

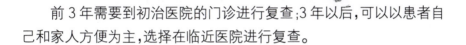

前 3 年需要到初治医院的门诊进行复查;3 年以后,可以以患者自己和家人方便为主,选择在临近医院进行复查。

子宫内膜癌的复查时间及复查项目

初次治疗结束后,子宫内膜癌患者必须要开始复查和随访。
每次复查时,检查项目可能并不相同。
下表列举了每次复查时可能涉及的检查项目。

检查项目	具体内容或检查目的
问诊	出院时的症状消失、减轻或加重,出院后有无新的症状,有无直肠刺激症状(里急后重、便次增多、腹痛、腹泻、黏液便、血便等),有无尿路刺激症状(尿急、尿痛、尿频、血尿等)
体格检查	锁骨上及腹股沟有无肿大的淋巴结,双下肢有无水肿
妇科检查	阴道黏膜及分泌物有无异常
细胞学检查	阴道细胞学检查,了解有无局部复发;CTC检测,了解有无远处转移
影像学检查	经阴道B超,初步了解盆腔内的情况,盆腔、腹腔CT或MRI,PET-CT,进一步了解盆腔、腹腔内有无复发、转移,X线胸片检查(每6个月做一次),了解有无肺部转移
血液检查	查血CA125水平,了解有无复发

和宫颈癌相同,子宫内膜癌患者也是从初次治疗结束后(从出院当日开始计时),就需要开始定期复查和随访。

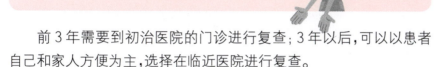

第 1 年,每 2~3 个月复查一次;

第 2~3 年,每 3~6 个月复查一次;

第 4 年及以后,每年复查一次。

前 3 年需要到初治医院的门诊进行复查;3 年以后,可以以患者自己和家人方便为主,选择在临近医院进行复查。

卵巢癌的复查时间及复查项目

与宫颈癌、子宫内膜癌相比，卵巢癌通常更加凶险，因此初始阶段的治疗结束之后（即完成手术、化疗后），针对卵巢癌的复查和随访时间上应更加密集，监控更加细密。

与宫颈癌、子宫内膜癌相同，卵巢癌的复查和随访时间，也是从初次治疗结束后开始计算的。具体的随访时间如下：

前2年，每2~3个月复查一次；

第3~5年，每3~6个月复查一次；

第6年及以后，每年复查一次。

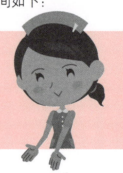

前5年需要到初治医院的门诊进行复查；第6年及以后，患者和家属可以自行选择，以方便为主要原则，在自己家临近的医院进行复查。

每次复查的主要项目包括：询问患者的自觉症状，详细的体格检查，影像学检查（腹部B超，腹部CT，腹部MRI等），血液检查（CA125、HE4等），CTC检测等。

PART 3 ▶ 复发、转移，也是可以治疗的

这些部位容易出现复发、转移

宫颈癌治疗后，复发最容易出现的部位是骨盆内。阴道残端（即手术时的切口断端部位）、盆腔淋巴结、膀胱、直肠、盆骨壁等比较容易出现复发的病灶。

比较容易发生远处转移的部位是腹腔、肺、骨、肝、脑。

一般而言，如果出现复发或转移，宫颈癌患者出现骨盆内复发的情况比较常见。

子宫内膜癌和卵巢癌容易复发和转移的部位与宫颈癌相同，但是，相比于宫颈癌，子宫内膜癌与卵巢癌发生盆腹腔种植和远处转移的情况更加常见。

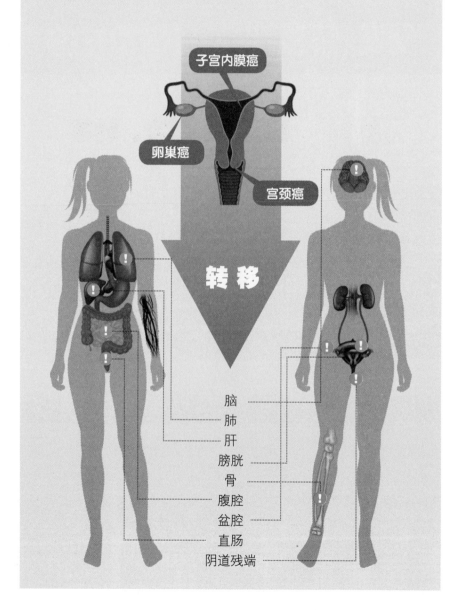

复发、转移时可能出现的症状

如果严格按照医生的要求，定期随访、复查，一般都可以及时发现复发或转移。

出现骨盆内复发时，身体可能出现以下症状：

白带异常或阴道出血。手术后短期内（不超过半个月）出现的白带较多、阴道少量出血是正常现象，不必过于担心。如果在手术后，白带增多和阴道出血的症状已经好转，后又再度出现，甚至出现脓液样白带、白带有臭味等，有可能是癌症已经在子宫、阴道残端复发。

血尿、便血。可能是癌症出现在膀胱、直肠的信号。

腰腿疼痛。可能是由于骨盆内的神经被肿瘤压迫而出现的症状。

为了及时发现病情的变化，患者和家属有必要听取医生的建议，定期随访、复查。

复发时采取的治疗方法

想要根治癌症,通常需要手术彻底切除病灶。但是,与第一次发生的癌症不一样,只有发生在某些特定部位、特定类型的复发癌,才能采取手术治疗。

再者,患者的身体条件(病情发展到更严重的程度,体力更差)也可能决定了患者已经不能再接受创伤范围更加广泛的手术。

在这种情况下,可能会对患者进行化疗、放疗、中医治疗等,以减轻患者的身体不适。

有时,通过这些治疗之后,患者的病情可能会有所缓解。此时,医生会再度进行判断。如果病灶有所缩小,达到了可以手术治疗的标准,那么也可能再次进行手术治疗。

妇科恶性肿瘤复发,这种病情确实比较糟糕,大部分患者无法治愈。但即便预后不好,也不要轻言放弃自己的生命,经过积极、合理的治疗,约有10%左右的生存机会。即使不能治愈,但至少可以改善生存质量。

PART 4 ▶
从此开始,健康过好每一天

"坏"习惯,从这一刻改掉

"这么倒霉,怎么就得了这种病?"最初知道自己可能患上妇科恶性肿瘤时,许多人的心里都曾经出现过这样的声音。

从检查、诊断,到住院、手术,再到许多个疗程的放疗、化疗,其中的艰辛和恐惧,只有亲身经历过才会理解。

无论有多么的不易,但所幸已经走到了这步:完成了初步的治疗,一点一点走向康复。

癌症康复过程的起点,不如当作自己新生命、新生活的起点:改掉自己以往生活中的坏习惯,以自己所能坚持的最健康快乐的方式生活。

比如,不再熬夜,每天 22:00 前上床睡觉;戒除烟酒;吃自家烹制的、搭配合理的当季食物;力所能及地坚持运动……

当然,在这个逐步走向康复的过程中,患者和家属难免会心存恐惧,无时无刻不在担心癌症哪一天会复发或者转移。

生命无常,不可能永远如人们所希望的一般。

但是,用最健康快乐的方式去生活,同时配合医生做好复查、随访、治疗,努力抗争,不轻言放弃,即便最后的结果并不如自己所愿,但已经将自己所能做的事情做到最好,至少已经无憾。

注意**合理膳食**

无论患的是宫颈癌、子宫内膜癌、还是卵巢癌,都需要注意,吃饭不要吃得过饱,最好吃八分饱左右。

因为无论患哪种妇科恶性肿瘤,多数患者都做过腹部手术,饮食不过饱,对手术后恢复有好处。

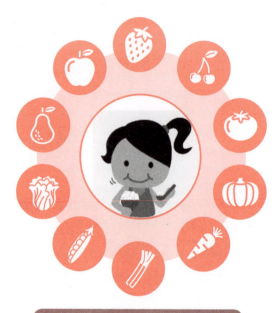

这些蔬果,可以搭配起来常常吃

即使没有生过病,吃饭不过饱也是维持身体健康的很重要的准则。可以帮助控制体重、预防多种慢性病等。

另外,要注意饮食的均衡。现在不少人的饮食结构存在"三高"现象,即高能量、高脂肪、高蛋白质,这也是近年来,子宫内膜癌发病率迅速升高的重要原因之一。对此要适当控制。

而流行病学研究发现,如果能坚持每天吃400克以上的蔬菜,患上癌症的风险就会降低40%。所以,建议患者根据自己的身体条件,每天搭配着进食不同种类的当季蔬菜,包括绿色蔬菜(如各种绿叶菜、豆角、青椒等)、瓜类(黄瓜、冬瓜、苦瓜、茄子等)、葱属蔬菜(洋葱、韭菜等)、根茎类(白萝卜、胡萝卜等)、豆类及其制品等。

适度运动，锻炼身体

除了均衡、合理的饮食，运动也是很重要的。

每位患者的病情和身体情况各不相同，所以，不要强求，也不要和其他病友攀比，根据自己的情况，选择适合自己、比较喜欢的运动就好。公园小区健步走就是一项很好的运动，几个人结伴而行，边走边聊，心情更好。

每次的运动量不要过大，运动时间也不要太长（1小时左右），运动后感觉到身体发热暖和微微出汗、通体舒畅又不疲劳即是最合适的运动量。

虽然每次的运动量不求大，运动时间不求长，但对于运动，最重要的是重复和坚持，每周最好可以运动2~3次，并且长期坚持下来。

开始时或许会有点难，但是，渐渐地会发现，运动已经成了习惯，融入了生活的点点滴滴。

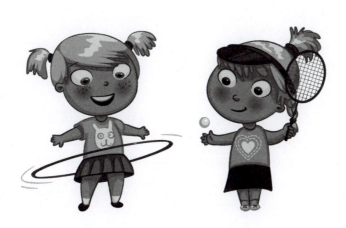

保持平和的心态

英国《自然·通讯》杂志撰文指出,压力能使恶性肿瘤周围的淋巴管变粗、变多,液体在淋巴系统中流动的速度加快,仿佛在身体中出现了一条扩散癌细胞的"高速路"。

古语云,"恬淡虚无,真气从之;精神内守,病安从来",说明心清心净,淡然安定的状态,可以防止病的侵入,心安则身安。由此说明,心态平和,是身体健康的内在因素。

如何保持平和的心态呢?少计较,不抱怨,不攀比,爱生活,多感恩。

平,就是无风无浪,和有"调""顺""谐""合"等意思。而少计较,不抱怨,不攀比,爱生活,多感恩则可将人的心调至"和"的状态,心和则气平。具体来说,就是要学会爱自己。

爱自己,不是处处为自己着想、为自己打算,而是要学会照顾好自己的心,不自欺,不欺人。自欺容易让心纠结,这是伤心;欺人容易让心放纵,这会损心。

其实,每个人在一生的生活工作中,都是不容易的,如果将心总是放在"不容易"上,那就真是对不起自己了。所以,做人就是要学会照顾好自己的心,心健康了,身就健康了。有古诗云:"手把青秧插满田,低头便见水中天。六根清净方为道,退步原来是向前。"

还有一首古诗也很有意思:"春有百花秋有月,夏有凉风冬有雪。若无闲事挂心头,便是人间好时节。"原来,凡事都有好的一面,关键在于我们能不能换个角度看问题,如此每天都会是好日子。

所以,预防妇科恶性肿瘤,避免其复发、转移,保持健康、平和的心态很重要。

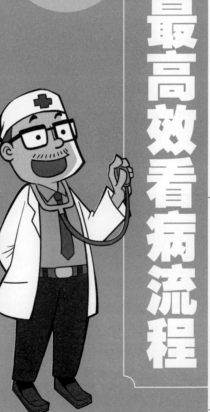

最高效看病流程

聪明就医篇

PART 1 ▶ 这样就诊更高效

初次就诊，如何提高效率

从基层医院到大医院

如果是出现了一些不适症状，比如下腹不舒服、阴道不规则出血，在此前并没有去医院做过检查，也没有找医生咨询过，那么不用急于到大医院（比如一线城市的三级甲等医院）就诊，可以以自己方便为原则，在居住地附近的医院的妇科就诊，做一些初步的检查，并了解医生对自己的情况做出的诊断。

首次就诊后，如果被医生怀疑或确诊患上了妇科恶性肿瘤，那么最好到正规的三级甲等医院的妇科，做进一步的检查，以明确病情。

从普通医生到专家

大医院往往患者众多，挂号不是件容易事；如果想挂专家号，更是难上加难。

为方便和提高效率，还没有做过正式检查的初诊患者，或是在居住地附近的基层医院只做过最基本检查的患者，没有必要一定要立刻看专家门诊。患者不妨先挂一个妇科专科号，即先看普通医生，把前面所有必要的检查项目都做完，再带上所有的检查结果看专家门诊。

这样做，患者可以尽快得到专家决策性的建议，效率更高。患者等候时间缩短了，专家也有更多时间用在最需要的患者身上。

提高门诊就医效率的5个技巧

2. 尽量采用预约挂号，以节省排队时间。如果属于疑难杂症，或者需要就诊号源特别紧张的专家，可选择特需门诊，挂号费比较高，但更容易获得号源，也能获得相对较长的与医生沟通会见的时间。

3. 带上可能需要的东西：身份证、医保卡、银行卡、现金、笔、原先的病历和检查单。如在该院是初诊，了解是否需要先开具诊疗卡。

1. 提前查询好医院地址，门诊楼的分布，药房、检验科、收费处的地点等。注意有不同院区的，不要白跑一趟。

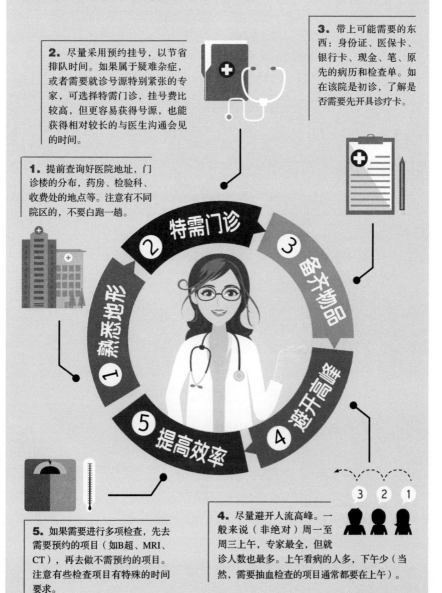

5. 如果需要进行多项检查，先去需要预约的项目（如B超、MRI、CT），再去做不需预约的项目。注意有些检查项目有特殊的时间要求。

4. 尽量避开人流高峰。一般来说（非绝对）周一至周三上午，专家最全，但就诊人数也最多。上午看病的人多，下午少（当然，需要抽血检查的项目通常都要在上午）。

聪明就医篇　最高效看病流程

这样就诊更高效

如何高效挂到号

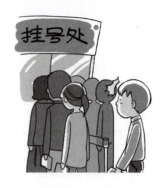

利用各种各样的互联网或移动互联网工具进行预约挂号,不仅会节省大量排队挂号的时间,一些难得的号源也有更大的机会获得。而且,预约方式通常可以具体到时间段,可以更自由地安排就医与工作的冲突。

目前最常用的预约挂号方式一览(广东省)

1. 网络平台 (适用:可用电脑上网者)

广州市卫生局统一挂号平台:http://www.guahao.gov.cn。

医院官方网站:部分医院官网开通预约功能,一般在医院网站首页。

第三方网络挂号平台:健康之路、挂号网等。

2. 电话 (适用:上网不方便者或老年人)

健康之路:4006677400。

电信:114。

移动:12580。

3. 微信平台 (适用:微信使用者)

打开微信APP"微信→钱包→城市服务→挂号平台"。

4. 支付宝平台 (适用:支付宝使用者)

打开支付宝APP"支付宝→城市服务→挂号就诊"。

5. 医院微信公众号 (适用:微信使用者)

关注就诊医院微信公众号服务号便可预约。

6. 医院官方APP (适用:手机APP熟练使用者)

目前仅有部分医院开发了相应APP。

7. 第三方挂号 APP 及其微信公众号（适用：手机 APP 熟练使用者）

如微医 APP 及其微信公众号。

160 就医助手 APP 及其微信公众号。

翼健康 APP 及其微信公众号。

不同服务平台号源不一，可进行不同尝试。

8. 现场预约（适用：复诊者，其他预约方式不方便者）

各医院门诊预约挂号人工服务台：方式与一般现场挂号相似。

各医院门诊挂号自助机：需要注册或办理诊疗卡，兼具付款及验单查询功能。

"微导诊"现场扫码预约。

9. 诊间预约（适用：复诊者）

需要复诊的患者可以现场让医生预约下一次就诊时间。

另外，妇科恶性肿瘤患者关注以下网络平台，能够从中获得疾病相关的知识、信息：

中国妇产科网：www.china-obgyn.net

中国妇产科在线：www.cogonline.com

预约挂号要注意的问题

◆注意医院号源放出的时间，不同挂号平台会有不同的放号时间，错过这个时间，一些抢手的号源会更难得到。

◆注意不同预约方式的有效预约时间，如提前 1 周或 2 周。

◆知晓不同预约方式的服务时间。部分网络预约是 24 小时，也有一些夜间（0:00—7:00）停止服务。

◆不要爽约。如有特殊情况不能前往就医，要提前取消，以方便他人及时就诊。

◆有不同院区的医院预约时应该看清楚医生出诊地点。

◆一些预约方式仅支持有该院诊疗卡者，初诊者可以尝试别的方式。

复诊时，患者如何做好准备

和其他患者不同，妇科恶性肿瘤患者到医院就诊时，除了提前静静地回想一下自己从头到脚有什么异样不适之外，还有一项很重要的工作，需要患者本人或家属提前做好，复诊才能获得较好的效果，这项工作，就是准备资料。

复诊时要带这些资料

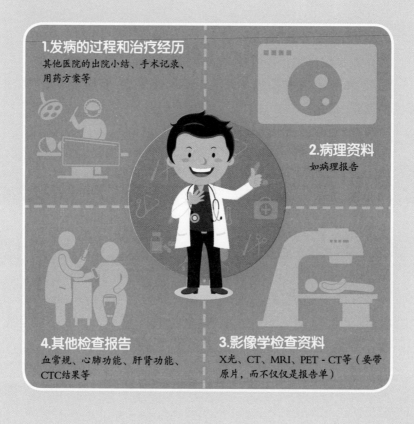

1. 发病的过程和治疗经历
   其他医院的出院小结、手术记录、用药方案等

2. 病理资料
   如病理报告

3. 影像学检查资料
   X光、CT、MRI、PET-CT等（要带原片，而不仅仅是报告单）

4. 其他检查报告
   血常规、心肺功能、肝肾功能、CTC结果等

资料需要归类整理

不少妇科恶性肿瘤患者,以往的看病过程经历的时间较长,检查资料的时间跨度很大、内容很多。有的患者看病时,会抱着一大摞杂乱的资料。遇到这种情况,医生要花大量时间厘清病人以往的治疗经历。

建议看病时,可以先按照时间的先后,将治疗过程的经过、出院小结、验单梳理得清清楚楚,让医生一目了然。

对于重要验单(如肿瘤标志物),可以学习某些聪明病人的做法,整理建立成表格,表格内容主要包括检查时间、地点、检查项目及指标(注明单位)、当时正在进行的治疗方式(如手术后、化疗第几疗程等)等。

如果接受过化疗,还要向专家提供化疗的方案、化疗疗程、化疗效果的评价(如肿瘤大小的变化和血液肿瘤标志物的检验结果),以及化疗期间的不良反应情况。整理这些表格,也是在为自己建立自我监测档案,即使几年后有什么问题,医生也能直接看到最早期的数值。

小知识

不要忽略了门诊病历

门诊病历本记载了病情、诊治方法以及医生的思维判断,每次就医时一定要带上,这样才能保证医疗过程的连续性。每次重新购买一本病历本,损失的不是一两元钱,而是重要的医疗信息。

PART 2
广东省妇科专科及专家推介（部分）
（排名不分先后）

中山大学附属第三医院

地址： 广东省广州市天河区天河路600号。
电话： 020-85253203。
推荐专家： 李小毛，妇产科主任兼妇科主任，妇产科教研室主任，教授，主任医师，博士研究生导师，妇产科学术带头人。对子宫肌瘤、子宫内膜癌等疾病的诊治有丰富经验。
出诊时间： 周一下午（特需门诊）。

中山大学附属第三医院妇科简介

中山大学附属第三医院妇科成立于1971年，目前拥有专科医师33人（其中教授主任医师2人，副主任医师8人，主治医师13人，住院医师10人）。医师队伍中有博士研究生导师1人、硕士研究生导师7人，拥有博士学位者13人、硕士学位者20人），病床77张、专科独立门诊诊间15个，年门诊量20余万人次，年住院手术量3000多人次，年门诊手术量1万多人次。

中山大学附属第三医院妇科是教育部博士学位、硕士学位授予点，国家卫生和计划生育委员会妇产科住院医师培训基地，国家食品药品监督管理总局妇产科药物临床实验基地，广东省妇幼安康工程子宫内膜癌防治中心。妇科分为天河和萝岗两个院区。经过多年的发展，现已成为以子宫内膜癌、宫颈病变、妇科内分泌、子宫肌瘤、子宫内膜异位症、盆底功能障碍、生殖道感染等疾病的诊治以及流产与不孕不育、PAC（人流后关爱）为重点及特色的专科，在省内外具有良好声誉及知名度。

诊疗特色与科研成果

子宫内膜癌、宫颈病变及妇科微创手术为我科的优势和特色。子宫内膜癌诊断水平治疗效果达到国内先进水平，储备培养了一大批优秀人才，多次举办国家级学习班，2010年我院妇科被广东省卫生厅授予广东省妇幼安康工程子宫内膜癌防治项目负责单位，至今收集整理全省各大医院子宫内膜癌完整的资料万余例，发表子宫内膜癌相关的学术论文100余篇，获得国家自然科学基金及省部级科研基金30余项，获广东省科学技术三等奖1项，获国家专利3项，主编出版《子宫肿瘤》《子宫恶性肿瘤防治问答》等学术专著9部。在子宫内膜癌防治的基础和临床研究方面，取得了丰硕成果。

李小毛教授微信公众号　　子宫内膜癌微信公众号

▶ 预约挂号方式

1. 网站预约：挂号网、医护网（健康之路）、广州市统一挂号系统。
2. 微信预约：微信号公众号"广州健康通"医院微信公众号。
3. 电话预约：95169、12580、12320、114、4006677400。
4. 现场预约：医院自助机、预约服务台。

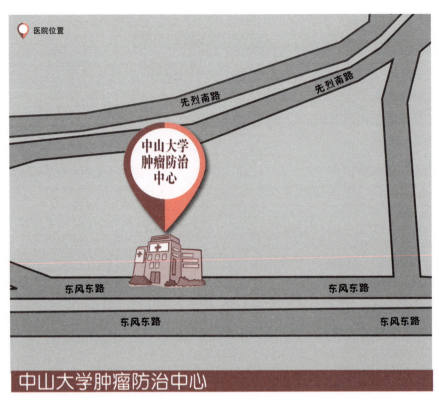

中山大学肿瘤防治中心

地址： 广东省广州市东风东路651号。

电话： 020-87343571。

推荐专家： 刘继红，妇科主任，教授，主任医师，博士研究生导师，宫颈癌诊治单病种管理首席专家。擅长妇科肿瘤的诊断与治疗，致力于对晚期及复发性妇科恶性肿瘤的诊治研究。主要研究方向——宫颈癌及卵巢癌的分子分期和淋巴结转移相关问题。

出诊时间： 周一下午（会诊门诊），周三上午。

> ▶ **预约挂号方式**
>
> 1. 网站预约：医院官网、广州市统一预约挂号系统。
> 2. 电话预约：拨打020-87343533 或 87343633 按人工提示操作。
> 3. 微信预约：关注公众号"中山大学肿瘤防治中心"预约挂号。
> 4. 现场预约：医院东大楼（1号楼）二楼预约挂号中心或自助服务机挂号。

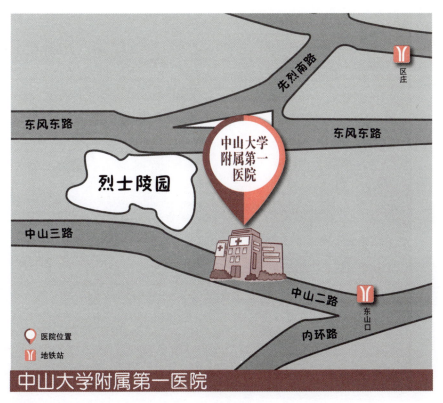

中山大学附属第一医院

地址： 广东省广州市越秀区中山二路58号。

电话： 020-87330808。

推荐专家： 姚书忠，妇科主任，教授，主任医师，博士研究生导师。擅长妇科肿瘤及子宫内膜异位症、宫颈机能不全的腹腔镜手术治疗。

出诊时间： 周一全天。

▶ **预约挂号方式**

1. 网站预约：医院官方网站。
2. 电话预约：114、4006677400。
3. 微信预约：医院官方微信公众号。
4. 现场预约：自助机、健康之路现场预约服务点。

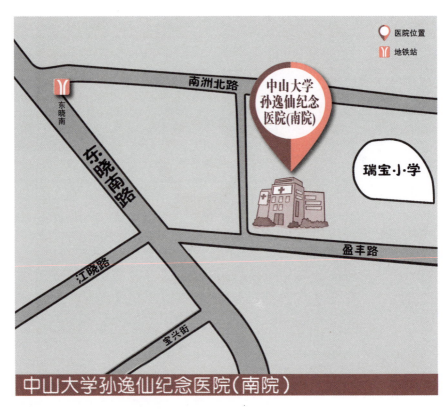

中山大学孙逸仙纪念医院（南院）

地址： 广东省广州市海珠区东晓南路盈丰路33号。

电话： 020-81332199。

推荐专家： 林仲秋，妇科肿瘤专科主任，教授，主任医师，博士研究生导师。擅长宫颈癌、卵巢癌、外阴癌等妇科恶性肿瘤、生殖道瘘等各种妇科手术。

出诊时间： 周四下午。

▶ 预约挂号方式

1. 网站预约：健康之路医护网、1m1m健康网、广州市统一预约挂号系统。
2. 电话预约：020-34255880、020-66617606、4006677400。
3. 微信预约：医院官方微信号服务号。
4. 现场预约：用身份证、市民卡、医保卡等实名登记"一卡通"，自助预约。

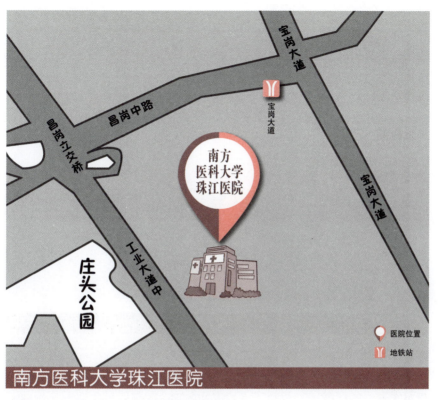

南方医科大学珠江医院

地址： 广东省广州市工业大道中253号。

电话： 020-61643888。

推荐专家： 王沂峰，妇产科主任，教授，主任医师，博士研究生导师，妇产科学科带头人。擅长各种妇科疾病的诊治，尤其在外阴癌等妇科肿瘤及妇科手术方面有较深造诣。

出诊时间： 周二全天。

▸ 预约挂号方式

1. 网站预约：医院官网 www.zjyy.com.cn。
2. 电话预约：020-62782020、114、160、86668114、12580。
3. 现场预约：1楼、3~7楼均设有挂号处。

广州医科大学附属第三医院

地址： 广东省广州市荔湾区多宝路63号。
电话： 020-81292183。
推荐专家： 生秀杰，主任医师，教授，硕士研究生导师。擅长妇科肿瘤的规范性化疗及妇科微创手术。
出诊时间： 周二上午，周四下午。

> ▶ 预约挂号方式
>
> 1. 网站预约：健康之路医护网、1m1m健康网、挂号网、广州市统一预约挂号系统等。
> 2. 电话预约：114、4006677400 等。
> 3. 微信预约："广州医科大学附属第三医院"微信公众号。
> 4. 现场预约：门诊预约服务台。

广州医科大学附属第一医院

地址： 广东省广州市越秀区沿江西路151号。
电话： 020-83062114。
推荐专家： 张晓薇，妇产科主任，主任医师，教授，硕士研究生导师。擅长妇科肿瘤、尿失禁及子宫脱垂的诊断和微创手术治疗。
出诊时间： 周一上午，周四上午。

> ▶ 预约挂号方式
>
> 1. 网站预约：广州医科大学附属第一医院官网、挂号网等。
> 2. 电话预约：020-83177190、114、12320 等。
> 3. 微信预约："广州医科大学附属第一医院"微信公众号。
> 4. 现场预约：挂号窗口、现场自助机(暂适合自费患者)。

广州市第一人民医院

地址：广东省广州市盘福路1号。

电话：020-81048888。

推荐专家：康佳丽，妇产科主任，博士研究生导师，主任医师，教授。熟练掌握宫、腹腔镜手术，尤其擅长妇科肿瘤的综合治疗。

出诊时间：周一上午，周三上午（南沙院区），周四下午，周五下午。

▶ 预约挂号方式

1. 网站预约：广州市统一挂号系统，医院官网预约。
2. 电话预约：020-81048388。
3. 微信预约：微信关注"广州市第一人民医院"服务号。

广州市妇女儿童医疗中心

地址：广东省广州市金穗路9号。

电话：020-38076099。

推荐专家：石琨，妇科主任，主任医师，教授，博士研究生导师。对妇科疑难症、内异症的诊治有丰富经验，尤其擅长妇科肿瘤的综合治疗。

出诊时间：周二全天，周五上午（妇婴医院院区，特需门诊）。

▶ 预约挂号方式

1. 网站预约：广州市统一预约挂号系统。
2. 电话预约：020-28826033、12580。
3. 现场预约：门诊预约挂号处。

广东省人民医院

地址： 广东省广州市越秀区中山二路106号。

电话： 020-83882222。

推荐专家1： 刘木彪，妇产科主任，主任医师，硕士研究生导师。擅长运用微创技术诊治妇科肿瘤及异常子宫出血。

出诊时间： 周四全天。

推荐专家2： 陈建国，妇产科副主任，主任医师。擅长妇科肿瘤的防治。

出诊时间： 周三全天。

> ▶ 预约挂号方式
>
> 1. 网站预约：医院官网、医护网、160网、广州市统一预约挂号系统。
> 2. 电话预约：医院热线020-83882222、114、健康之路4006677400。
> 3. 微信预约：微信"城市服务预约挂号平台"、医院官方微信。
> 4. 现场预约：门诊预约服务台、自助机预约。

广东省妇幼保健院（番禺院区）

地址： 广东省广州市番禺区兴南大道521号、523号。

电话： 020-39151777。

推荐专家1： 罗喜平，妇科主任，主任医师，教授，博士研究生导师。擅长妇科肿瘤腹腔镜微创治疗，月经过多宫腔微创治疗。

出诊时间： 周四上午。

推荐专家2： 王三锋，妇科副主任医师，擅长妇科肿瘤综合治疗。

出诊时间： 周一上午，周四全天。

> ▶ 预约挂号方式
>
> 1. 网站预约：广东省妇幼保健院官网。
> 2. 电话预约：020-61118611。
> 3. 现场预约：各楼层挂号处。

广州中医药大学第一附属医院

地址：广东省广州市机场路16号大院。
电话：020-36591912。
推荐专家：邓高丕，妇科主任，主任医师、教授、中西医结合临床（妇科）博士研究生导师、博士后合作教授。擅长妇科肿瘤、盆腔炎、子宫内膜异位症等诊治。
出诊时间：周三下午，周四上午。

> ▶ **预约挂号方式**
>
> 1. 网站预约：1m1m健康网、健康之路医护网、挂号网等。
> 2. 电话预约：020-36591590、114、95169。
> 3. 现场预约：门诊大厅、门诊南楼首层。

南方医科大学南方医院

地址：广东省广州市广州大道北路1838号。
电话：020-61641114。
推荐专家1：陈春林，妇产科副主任，主任医师，教授，博士研究生导师。专业特长：妇科肿瘤及妇科疑难疾病的诊治，尤其擅长宫颈癌保留生育功能的微创治疗。
出诊时间：周三全天。
推荐专家2：刘国炳，妇产科副主任，主任医师，教授，硕士研究生导师。擅长妇科恶性肿瘤诊治及妇科内窥镜的操作。
出诊时间：周一上午，周五上午。

> ▶ **预约挂号方式**
>
> 1. 网站预约：南方医院官网、广州统一挂号系统等。
> 2. 电话预约：020-61641888 等。
> 3. 微信预约："南方医科大学南方医院"微信公众号等。
> 4. 现场预约：终端机自助预约、门诊现场预约服务台等。

暨南大学附属第一医院

地址： 广州市天河区黄埔大道西613号。

电话： 020-38688888。

推荐专家： 徐建平，主任医师，硕士研究生导师。擅长各种妇科恶性肿瘤的诊治，子宫内膜异位症的诊治。

出诊时间： 周三下午，周五上午。

> ▶ **预约挂号方式**
>
> 1. 网站预约：暨南大学附属第一医院官网、1m1m健康网、健康之路医护网等。
> 2. 电话预约：020-28826006、114等。
> 3. 微信预约："暨南大学附属第一医院"微信公众服务号等。
> 4. 现场预约：终端机自助预约、挂号窗口等。

中山大学附属第三医院岭南医院

地址： 广东省广州市黄埔区开创大道2693号。

电话： 020-82179000。

推荐专家： 杨越波，妇科主任、主任医师、硕士研究生导师。擅长阴道镜、子宫颈疾病、宫颈癌诊治及妇科肿瘤化疗。

出诊时间： 周三下午。

> ▶ **预约挂号方式**
>
> 1. 网站预约：挂号网、广州市统一挂号系统等。
> 2. 电话预约：114、12580等。
> 3. 现场预约：挂号窗口。

深圳市妇幼保健院

地址：广东省深圳市福田区红荔路2004号。
电话：0755-82889999。
推荐专家：姚吉龙，深圳市妇幼保健院院长，主任医师，硕士研究生导师。擅长妇科肿瘤与生殖相关疾病的诊治。
出诊时间：周三上午（特需门诊）。

> ▶ 预约挂号方式
>
> 1. 网站预约：深圳市妇幼保健院官网。
> 2. 电话预约：1258006（仅限深圳移动用户）。
> 3. 微信预约："深圳市妇幼保健院"微信公众号。
> 4. 现场预约：门诊挂号窗口。

佛山市第一人民医院

地址：广东省佛山市禅城区岭南大道北81号。
电话：0757-83169999。
推荐专家1：王刚，妇产科主任，主任医师。擅长妇科肿瘤、宫颈病变的诊治。
出诊时间：周三上午。
推荐专家2：尚慧珍，妇科主任，主任医师。擅长妇科肿瘤、子宫内膜异位症、盆底疾病的诊治。
出诊时间：周二上午（特需门诊），周二下午、周四下午。

> ▶ 预约挂号方式
>
> 1. 网站预约：佛山市第一人民医院官网等。
> 2. 微信预约："佛山市第一人民医院"微信公众号（服务号）等。
> 3. 电话预约：114、12320等。
> 4. 现场预约：终端自动机预约、门诊现场预约服务台等。

家庭医生 医学科普丛书

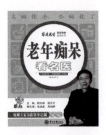

《老年痴呆看名医》

主编简介：

姚志彬，中山大学中山医学院教授，博士研究生导师，广东省医学会会长。**陆正齐，**中山大学附属第三医院神经内科教授，博士生导师。

内容简介：

阿尔茨海默症是老年人痴呆的重要原因，它不是正常的老化，而是一种疾病！它不仅夺走患者的记忆，也可能让他们丧失思考、行为能力，为家庭带来困境。本书将告诉您如何尽早发现老年痴呆的苗头，并积极处理；告诉您如何科学爱护大脑，让它更年轻。同时也为有老年痴呆患者的家庭提供具体可行的日常照护指引。

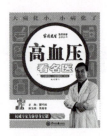

《高血压看名医》

主编简介：

董吁钢，中山大学附属第一医院心血管医学部主任、教授、博士研究生导师，广东省医学会心血管病分会高血压学组组长。

内容简介：

我国的血压控制率只有6.1%，高血压病人中约75%的人吃了降压药，血压还是没有达标。吃药为啥不管用？血压高点有啥可怕？为何要严格控制血压？顽固的高血压如何轻松降下来？防治高血压的并发症有何妙招？……以上种种疑问，在这本书里，都能找到你看得懂的答案。

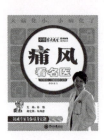

《痛风看名医》

主编简介：

张晓，广东省人民医院风湿科行政主任，中国医师协会风湿免疫科医师分会副会长，广东省医师协会风湿免疫分会主任委员，广东省医学会风湿免疫分会副主任委员。

内容简介：

得了痛风，便再也摆脱不了随时发作的剧痛？再也离不开药罐子的生活？再也无缘天下美味，只能索然无味地过日子？……专家将带给你关于痛风这个古老疾病的全新认识：尿酸是可以降的，痛是不需要忍的，而美食同样是不可辜负的。本书以图文并茂的方式，给痛风及高尿酸血症患者一份医疗、饮食、运动、行为全方位生活管理指导。

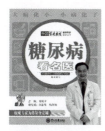

《糖尿病看名医》

主编简介：
翁建平，中山大学附属第三医院教授，博士研究生导师，内分泌科首席专家，现任中华医学会糖尿病学分会主任委员。

内容简介：
怎样知道自己是否属于糖尿病危险人物？患了糖尿病如何通过饮食方式的调整、行为方式的改变以及药物治疗来稳定血糖？如何有效地与医生沟通……本书以通俗易懂的语言、图文并茂的方式，全面介绍糖尿病的病因、相关检查、治疗手段及高效就医途径，给糖尿病患者一份医、食、动、行的全方位生活管理指导。

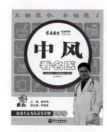

《中风看名医》

主编简介：
胡学强，中山大学附属第三医院神经病学科前主任，教授，博士研究生导师，广东省中西医结合学会脑心同治专业委员会主任委员。

内容简介：
中风又称脑卒中。中风先兆如何识别？中风或疑似中风，要做哪些相关检查和治疗？中风救治一刻千金，其诊治的标准流程是怎样的？如何调整生活方式，防患于未然？……本书以通俗易懂的语言，全面介绍了中风的病因、相关检查、治疗手段及高效就医途径，不失为读者的一份权威指南。

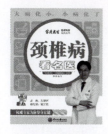

《颈椎病看名医》

主编简介：
王楚怀，中山大学附属第一医院康复科教授，博士研究生导师，中国康复医学会颈椎病专业委员会副主任委员。

内容简介：
颈椎病是日常生活中的常见病、多发病。其类型多样，表现百变。颈椎长骨刺＝颈椎病？得了颈椎病，最终都会瘫？反复落枕是何因？颈椎病为何易复发？颈椎病，如何选枕头？"米"字操，真的有用吗？……本书以通俗易懂的语言、图文并茂的形式，深入浅出地介绍了颈椎病的来龙去脉，让读者在轻松阅读之余，学会颈椎病的防治之法。

家庭医生 医学科普丛书

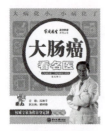

《大肠癌看名医》

主编简介：
汪建平，中山大学附属第六医院结直肠外科主任，中华医学会理事，广东省医学会副会长，广东省医师协会副会长。

内容简介：
大肠是健康的"晴雨表"，很容易随身体状况的变化而发生问题，而人们最易忽视细微的身体变化，如最常见的便秘和腹泻，这其中可能隐藏着重大疾病，比如逐年高发的大肠癌。本书最重要的目的，是要带给读者一个忠告：是时候关心一下你的肠道了。关注自己的肠道，会带来无比珍贵的健康。

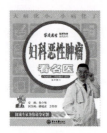

《妇科恶性肿瘤看名医》

主编简介：
李小毛，中山大学附属第三医院妇产科主任兼妇科主任，教授，博士研究生导师，妇产科学术带头人。

内容简介：
为什么会患上妇科恶性肿瘤？早期如何发现？做哪些检查能尽快、准确知晓病情？选哪种治疗方案？出院后，身体的不适如何改善？……本书以通俗的语言、图文结合的方式，介绍宫颈癌、子宫内膜癌、卵巢癌的病因、相关检查、治疗、高效就医途径等，是患者及其家属贴心、权威的诊疗指南。

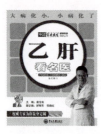

《乙肝看名医》

主编简介：
高志良，中山大学附属第三医院肝病医院副院长，感染性疾病科主任，教授，博士研究生导师，广东省医学会感染病学分会主任委员。

内容简介：
本书由著名肝病专家高志良教授主编，聚焦乙肝话题，进行深度剖析：和乙肝病毒感染者进餐会传染乙肝吗？肝功能正常需不需要治疗？乙肝患者终生不能停药吗？乙肝妈妈如何生下健康宝宝？患者与医生之间如何高效沟通？……想知道答案吗？请看本书！

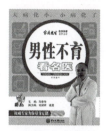

《男性不育看名医》

主编简介：

邓春华，中山大学附属第一医院泌尿外科教授，博士研究生导师，中华医学会男科学分会候任主任委员。

内容简介：

二孩政策全面放开，孕育话题再次被引爆。然而，大量不育男性却深陷痛苦之中。不育男性如何通过生活方式的调整走出困境？医生如何借助"药丸子""捉精子""动刀子"等手段，让患者"绝处逢生"？患者与男科医生之间如何高效沟通？……本书语言通俗易懂，不失为男性不育患者走出困境的一份权威指南。

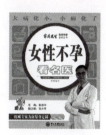

《女性不孕看名医》

主编简介：

张建平，中山大学孙逸仙纪念医院妇产科教授，博士研究生导师，学术带头人，中华妇产科学会妊娠期高血压疾病学组副组长。

内容简介：

不孕不育，一种特殊的健康缺陷。不孕女性需要做哪些相关检查和治疗？如何通过生活方式的调整走出困境？不孕女患者的诊治有怎样的流程？试管婴儿能解决所有的问题吗？……本书以通俗易懂的语言，全面介绍了女性不孕的病因、相关检查、治疗手段及高效就医途径，不失为女性不孕患者走出困境的一份权威指南。

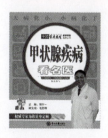

《甲状腺疾病看名医》

主编简介：

蒋宁一，中山大学孙逸仙纪念医院核医学科主任医师，教授，博士研究生导师，中华医学会核医学分会治疗学组组长。

内容简介：

当今生活压力大，节奏紧张，甲状腺疾病的发病率有上升趋势。甲状腺最常生哪些病？生病的甲状腺该如何治？……本书以通俗易懂的语言、生动活泼的图片聚焦甲状腺疾病，向广大读者介绍甲状腺的生理功能及其常见病的防治知识。患者最关心、最常见、最具代表性的疑问都能从本书得到解答。

终于等到你,
小编已恭候多时!

扫二维码

书里装不下的话题,
我们在这里告诉你。